AF474478

Physiothérapie

Cures Marines, Convalescences

dans l'Armée

PAR LE

DOCTEUR GROC

Médecin Aide-Major de 1re Classe.

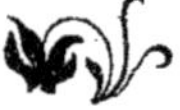

LA ROCHELLE
IMPRIMERIE NOUVELLE NOËL TEXIER
29, RUE DES SAINTES-CLAIRES, 29

—

1911

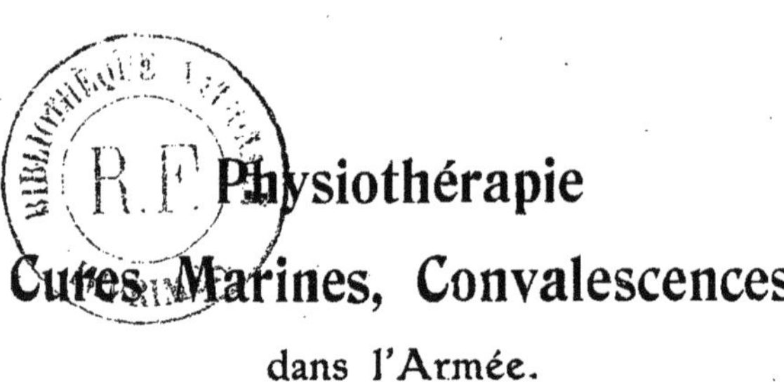

Physiothérapie
Cures Marines, Convalescences
dans l'Armée.

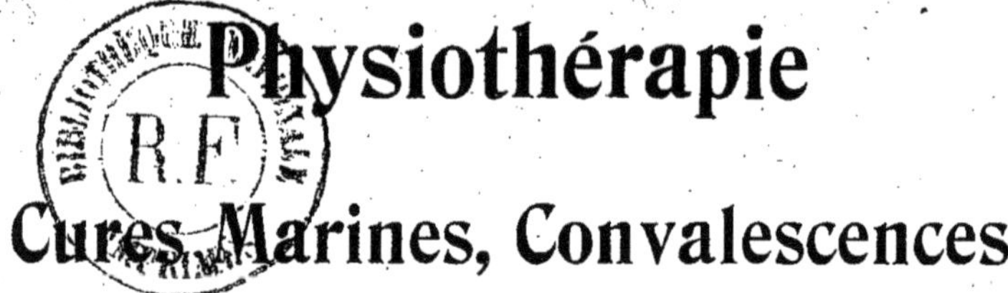

Physiothérapie

Cures Marines, Convalescences

dans l'Armée

PAR LE

DOCTEUR GROC

Médecin Aide-Major de Ire Classe.

LA ROCHELLE

IMPRIMERIE NOUVELLE NOËL TEXIER

29, RUE DES SAINTES-CLAIRES, 29

—

1911

INTRODUCTION

LA MODE EN PATHOLOGIE ET EN THÉRAPEUTIQUE

Tout subit, autour de nous, des modifications incessantes. Nos idées, nos mœurs, notre manière de vivre, accusent, d'une année à l'autre, des changements considérables.

La médecine n'échappe pas aux variations qui interviennent dans les habitudes des sociétés. Elle suit fidèlement les caprices de la mode. Et l'influence de ce facteur original sur l'évolution des doctrines cliniques et thérapeutiques, constitue un des chapitres les plus intéressants de son histoire.

Mille preuves de cette relation surgissent des faits contemporains, aussi bien que des événements du passé.

L'appendicite, par exemple, qui est considérée, par le grand public, comme une maladie récente, existait avant qu'elle portât son nom et nos pères se contentaient de mourir de péritonite. Cependant, il faut l'avouer, l'inflammation du péritoine était beaucoup moins observée que l'appendicite d'aujourd'hui. Ce type morbide n'est donc pas nouveau, mais sa fréquence est due aux changements considérables survenus depuis vingt ans dans notre façon de vivre. L'usage des trains rapides, des automobiles, du téléphone et de tous les moyens mis par la science à notre disposition pour nous faire brûler l'existence, ont certainement contribué à ce résultat. On n'a plus le temps de manger, on mastique à peine et pour aller plus vite, on absorbe de la viande, de préférence à d'autres mets moins toxiques.

L'appendicite tient beaucoup plus à cette façon de faire, qu'aux casseroles émaillées, aux soies vagabondes des brosses à dents, aux pépins de fruits et aux vers intestinaux (Lemoine).

Les habitants de l'Empire du Milieu et des pays du Soleil Levant, dont la nourriture se compose de riz et de poisson séché, ne connaissent pas l'appendicite. Les témoignages du docteur Matignon sont formels à cet égard.

L'entéro-colite muco-membraneuse à peine existante auparavant, est devenue aussi une maladie à la mode. Elle a pris naissance avec le développement d'une vie intensive, copiée sur le modèle de celle des Américains. Et les stations de Vichy, de Plombières et de Châtel-Guyon doivent leur prospérité actuelle à ce que les préoccupations de tout ordre ne nous quittent plus un seul instant.

La goutte, *morbus dominorum et dominus morborum*, ne limite plus ses atteintes, comme au temps de Sydenham, aux seules personnes d'un rang élevé. Elle tend à gagner les bas degrés de l'échelon social et à modifier son allure. Les symptômes cardinaux classiques s'effacent devant des perturbations générales et intenses. Le cerveau, surmené, traduit sa souffrance au même titre que les articulations et il n'est pas rare d'observer cette sorte d'hybridité dans l'accès chez ceux qui veulent mener de front les plaisirs et les affaires.

Dans le groupe des maladies microbiennes, on assiste, au cours d'épidémies, à des localisations anormales et tenaces. De nombreux cas de fièvre typhoïde évoluent par exemple sans diarrhée, d'autres avec des flux intestinaux abondants, quelques-uns s'accompagnent systématiquement de phlébite, certains ne présentent ni stupeur ni prostation.

La diphtérie, la penumonie, la grippe, impriment des signatures déconcertantes à des types cliniques nettement établis. Durant les seules années de mes études médicales, les affections des voies respiratoires ont été en état de perpétuel remaniement. Mon maître, le professeur Teissier, de Lyon, signalait à cette époque, en même temps que Lemoine, des pseudo-tuberculoses grippales à évolution prolongée, dont le diagnostic ne pouvait guère se faire que par des examens répétés de l'expectoration.

Il n'est pas une page de pathologie qui ait conservé sa facture première. Hier encore un témoignage des plus autorisés libérait la pleurésie aigue séro-fibrineuse de la formule unique où une étiologie trop rigoureuse la retenait enfermée.

Combien rapide a été la diminution de fréquence d'une affection : la pelade, qui peuplait, il n'y a pas longtemps, les hôpitaux militaires.

Quel radical changement s'est également opéré dans l'évolution de la syphilis. Les descriptions des anciens auteurs ne parlent que de vastes ulcérations osseuses et ganglionnaires. Bientôt les manifestations de cette nature seront considérées comme des curiosités dignes de figurer dans les musées d'anatomie.

Actuellement, l'infection due au tréponème pâle, se dissimule sans peine, mais elle détermine des complications nerveuses. On ne meurt plus guère de cette maladie que par l'hémorragie cérébrale, l'ataxie et la paralysie générale.

Il n'est pas jusqu'aux traits caractéristiques de certains aliénés, qui n'accusent, eux aussi, des altérations. Au dire des psychiâtres, le fou joyeux, héritier des bouffons, dont la silhouette grimaçante enluminait les vieilles estampes et qui, par leur gaieté grandiloquente, ont si longtemps déridé la foule des badauds et des courtisans, ce mégalomane traditionnel deviendrait humble, morose et larmoyant.

Le domaine de l'hystérie, dont l'étendue avait jusqu'ici sollicité à un haut degré la sagacité des chercheurs, subit des bouleversements de nature à restreindre ses limites et à modifier sa vitalité. Des parties profondes de l'être, du « clair obscur » de la conscience, jaillissent, chaque jour plus pressantes, des interrogations dont les réponses ne parviennent pas à satisfaire notre inquiète curiosité.

L'océan de mystère qui nous environne, les merveilles de l'au-delà, l'occultisme, reculent sans cesse les limites accessibles à nos moyens d'investigation.

Les intoxications professionnelles, l'artério-sclérose, les paralysies infectieuses, la neurasthénie, figurent, en nombre croissant, dans le cortège des complications à la mode.

La forme pure de la maladie devient une rareté. La liste de toutes les irrégularités dans l'aspect et la marche des affections serait interminable. Les schémas classiques et traditionnels n'ont plus qu'une durée éphémère. Des appellations bizarres, des qualificatifs inédits, paraissant plutôt créés pour le renom de l'auteur, que pour les besoins de la cause, viennent à tout instant jeter le doute et la confusion dans l'esprit du praticien.

Comment expliquer ces incessantes transformations ?

La science a une part importante dans cette instabilité. En approfondissant les causes de l'infection, les facteurs de la contagion et le mécanisme de sa diffusion l'école moderne a placé dans les cadres élargis de la pathologie, des entités morbides autrefois inexistantes. Ces découvertes sont innombrables et il serait puéril de vouloir en dresser un bilan complet.

Grâce aux méthodes et aux instruments de précision du laboratoire, le biologiste est parvenu à surprendre et à analyser les processus les plus intimes de la vie cellulaire. Une goutte de sang est devenue un monde. Ne décrit-on pas, aujourd'hui, dans un centimètre cube de sérum, outre les substances déjà invraisemblablement complexes de sa composition normale et les toxines qu'il peut renfermer accidentellement, une substance anticoagulante, anaphylactisante ou toxogénine, une substance antihémolytique, une lipase, une glycase, une antitoxine diphtérique ou tétanique et même, si l'animal en expérience d'immunisation est capable de résister, d'autres anticorps (sérum polyvalent) !

De leur côté, la prophylaxie et l'hygiène, dotées d'armes spécifiques, ont restreint le nombre des maux évitables et imprimé à leurs manifestations une allure moins sévère. En présence de la richesse et de la variété de ces résultats, certains esprits chagrins n'hésitent pas à considérer le savant comme un visionnaire fictif et un inventeur fantaisiste. Mais l'homme qui, par un labeur opiniâtre, parvient à arracher au vaste champ des connaissances, des parcelles de vérité, ne mérite pas ce reproche ; il faut le proclamer bien haut, son rôle désintéressé et modeste consiste à n'interpréter les phénomènes de la nature que sous le contrôle de l'observation et de l'expérience la plus rigoureuse.

Et si chaque époque est caractérisée nosologiquement par l'apparition, la prédominance et la généralisation de certains types morbides, le progrès scientifique et les théories médicales ne doivent pas seuls être mis en cause.

Les cataclysmes, les bouleversements sociaux, la manière de vivre des peuples, leurs mœurs, leurs idées et surtout les agents physiques au milieu desquels nous nous mouvons, ont une action considérable sur notre santé.

Les changements adoptés incessamment et d'année en année dans la façon d'être de l'humanité, suffisent à changer le terrain, c'est-à-dire à modifier la prédisposition et la résistance des habitants d'un pays aux influences pathologiques.

Ainsi sous la poussée des conditions nouvelles d'existence qu'a entraîné pour eux leur culture intellectuelle plus étendue et plus généralisée, les hommes ont, peu à peu, déserté les campagnes reposantes pour les cités populeuses et enfiévrées. Avides de bien-être, de jouissances, ils se sont créé des besoins qui, malgré une apparence factice, n'en sont pas moins très impérieux. Aussi la lutte pour la vie prend-elle chaque jour un peu plus d'acuité.

Le système nerveux, soumis à un surmenage de tous les instants, se fatigue, s'use et cela avec d'autant plus de rapidité, que l'alcoolisme et la tuberculose viennent apporter l'appoint de leur nocive électivité. Dès lors, la morbidité change de forme. Elle s'est à tel point aujourd'hui localisée sur l'axe cérébro-spinal, que le vingtième siècle méritera d'être appelé le siècle des névroses.

Ce sont très probablement ces modifications perpétuelles subies par la clinique, qui expliquent, dans une certaine mesure que, de bonne foi, les esprits les plus éclairés aient proposé jadis des médications en apparence singulières, celles qui nous font aujourd'hui le plus sourire et en aient obtenu de bons résultats.

La vieille alchimie, science dite mystique, des mélanges bizarres accompagnés de conjurations mystérieuses, a longtemps égaré la foi naïve de nos pères. L'onguent à l'axonge et au sang humains, les pansements faits de poils de lièvre fins chargés de fiente de pigeon, les cataplasmes préparés avec des petits chiens et des vers de terre bouillis et triturés ensemble, toutes les compositions répugnantes et compliquées de la vieille pharmacopée, ont réussi à calmer, quand elles ne les supprimaient pas radicalement, les souffrances de nos ancêtres. Quelles vertus ces derniers n'attribuaient-ils pas à la mixture, réputée souveraine, contre la rage et les morsures venimeuses, qui renfermait : sel volatil de vipères, deux dragmes ; graisse d'ours calcinée et réduite en poudre subtile, trois scrupules ; urine de jeune personne, quatre onces, breuvage impur, dont le patient devait absorber une dose le matin à jeun, après que l'infusion, pour être plus active, s'était prolongée, une partie de la nuit, dans un coquemar bien luté, sur des cendres chaudes.

De pareilles formules permettent de comprendre combien Molière et Gui Patin eurent beau jeu à vilipender « les polypharmaques, les chymistes et autres suppôts d'apothicaires ». Les purgations et les lavements, si en honneur au temps du grand roi, répondaient à une véritable nécessité. Broussais guérissait certainement par la saignée, des maladies qui, à l'heure actuelle, seraient peut-être aggravées ou peu influencées par une telle méthode. Mais pouvons-nous comparer deux époques aussi différentes et avons-nous le droit de nous ériger en censeurs sévères et impitoyables des prescriptions de nos devanciers, quand les médications contemporaines offrent le spectacle d'une diversité et d'une mobilité déconcertantes.

En chirurgie, la méthode temporisatrice et conservatrice succède à peine à l'intervention précoce et à l'exerèse brutale, que déjà l'asepsie remplace l'antisepsie.

Les sutures vasculaires, les transplantations d'organes (Carrel) témoignent aujourd'hui d'une audace révolutionnaire. Bien avisé serait celui qui pourrait prédire le sort réservé à la bactériothérapie, à la sérothérapie, aux procédés d'immunisation, à l'organothérapie dont la valeur déjà discutée mérite néanmoins une approbation générale. D'autres doctrines ont traversé des « âges d'or », leur nom et le souvenir des polémiques qu'elles ont suscitées subsistent seuls aujourd'hui. Le plus grand succès d'une méthode n'est pas toujours la garantie de sa durée.

Faut-il rappeler les fluctuations contemporaines subies par les régimes alimentaires. Le bouillon, les boissons alcooliques, l'eau, les tisanes ont tour à tour encouru les louanges les plus excessives comme les réquisitoires les plus violents. Pour satisfaire toutes les exigences, le pain, seul, doit subir des manipulations indéfinies ; le diabétique réclame son échaudé de gluten, le dyspeptique ses biscottes, l'atonique intestinal son croissant de sègle, l'obèse ses rôties sans mie.

Combien Pline, disait récemment le Président du congrès de physiothérapie, ne prendrait-il pas en pitié nos jeunes gastropathes, lui qui écrivait : « Un peu de vin fait bien aux nerfs, trop de vin leur fait mal. Il récrée l'estomac, excite l'appétit, amortit les chagrins et les soucis ; il est diurétique, réchauffe et procure le sommeil. » Après la fashionable fureur des larges pièces de bœuf à l'anglaise et des gigots saignants, ces nourritures envisagées comme homicides ont cédé la place aux viandes blanches, aux poissons, aux œufs et aux pâtes italiennes.

Mais tout cela commence déjà à être critiqué ; les cervelles, les ris de veau, les abats, sont devenus de véritables accumulateurs de purines.

L'esprit de la mode est vieux comme le monde. Horace avait déjà vu que, « si on mêle le rôti à ce qui est bouilli, les coquillages aux grives, la douceur se tourne en bile et la pituite met le trouble dans l'estomac ». Heureux celui qui, comme le poète latin, n'aura jamais, hors les jours de fête, placé sur sa table autre chose que des légumes avec un morceau de jambon fumé et, pour dessert, le raisin qui pend au plafond, des noix et deux figues. »

La boutade bien connue : « Hâtez-vous de prendre ce remède pendant qu'il guérit encore », correspond beaucoup plus qu'on ne le pense à une réalité.

L'efficacité des médicaments paraît en effet due dans quelques cas à des phénomènes d'auto-suggestion, sans que pour cela leur action physiologique demeure inconnue.

Aussi d'aucuns ont-ils voulu voir dans les faveurs spontanées dont ils jouissent, dans les débâcles imprévues, les vicissitudes capricieuses qu'ils entraînent, un indice de leur faiblesse et de leur inefficacité. Les sceptiques n'hésitent pas à considérer l'extrême variété des doses et l'inégalité de leurs résultats comme un véritable danger pour l'organisme. On a pu, sans doute, avec raison, reprocher à la drogue de masquer parfois le symptôme, sentinelle vigilante de l'organisme menacé, et Huchard lui-même a affirmé qu'on pouvait se montrer grand praticien sans ordonner de médicaments, le meilleur remède étant souvent de n'en prescrire aucun.

Mon intention n'est pas de chercher à réconcilier Hippocrate et Galien, mais que les plus craintifs se rassurent ; on peut citer des arguments irréfutables en faveur d'une nouvelle orientation thérapeutique.

Après avoir successivement franchi les divers stades

de l'empirisme, de l'analyse et de la synthèse, la pharmacodynamie emprunte aujourd'hui à la physique et à la chimie un éclat et une force incomparables.

Le XXe siècle, tout bouillant de juvénile jeunesse, a reçu du XIXe siècle au seuil du tombeau un legs important. Le dogme de la matière qui depuis Lucrèce s'était transmis toujours plus solide, toujours plus vraisemblable, que Lavoisier avait vivifié en décrétant que « dans les œuvres de l'art et de la nature rien ne se perd et rien ne se crée », ce dogme apparaît aujourd'hui comme une illusion de nos sens insuffisants. La matière qui jusqu'ici avait semblé une dans ses affinités et ses propriétés se révèle comme un être nouveau d'une extraordinaire sensibilité et d'une complexité sans égale. Sa propriété la plus caractéristique est de s'évanouir lentement.

Les travaux récents de Gustave Le Bon sur la dissociation des forces et l'évolution de la matière nous montrent dans l'atome un immense réservoir d'énergie qui se manifeste à l'extérieur sous toutes les modalités. Et l'on sait que des doses prodigieusement faibles de 1/300e de milligramme de métaux colloïdaux sont capables de déterminer des effets physiologiques caractérisés par l'accroissement des échanges, l'augmentation de l'urée et de l'acide urique. Tous ces corps se comportent par « impression », comme disait autrefois Cullen, mieux appelée action de présence ou catalytique. Les enzymes, les oxydases, les diastases n'agissent que par leur action de présence à des doses si réduites qu'elles aient chance de correspondre à un commencement de dissociation atomique. Trousseau et Peter avaient déjà entrevu cet effet, bien mis en lumière dans la formule de Robin : « Le médicament agit par dynamisme et non par sa masse. »

Les ferments metalliques, s'ils n'ont pas d'action sur le germe infectieux lui-même, semblent renforcer les chances de lutte de l'organisme contre la maladie (antitoxines de Roux et Vaillard).

Les ions, les électrons sont des fractions d'atomes que les forces physiques ou biologiques ont libérés de leur combinaison. Ces groupements moléculaires ont des affinités exaltées que les anciens avaient entrevues quand ils parlaient de corps à l'état naissant.

Lorentz, Zeeman, Becquerel, Dufour, par leurs expériences récentes, tendent à prouver la transmutation dés corps. L'éther constituerait le bloc immense qui remplit les espaces interplanétaires et il nous permettrait de connaître une infinité de mondes. Il n'est pas le néant puisqu'il transmet la lumière et, malgré son impondérabilité, il existe ; dès lors, il a nécessairement dans la nature un rôle à remplir.

Cette conception des forces de la matière issue des plus hautes spéculations de la physique, ce sera la gloire de la thérapeutique moderne d'avoir su l'appliquer à la lutte contre la maladie et la mort.

Bien avant l'application des remèdes fournis par les

règnes animal et végétal, la *physiothérapie*, c'est-à-dire le traitement des maladies par les forces naturelles et les agents physiques, était employée. Le massage, la gymnastique, l'hydrothérapie chaude et froide ont été en honneur chez les Grecs, les Romains et peut-être trouverait-on que ces peuples déjà civilisés n'ont été que les copistes de leurs ancêtres moins policés (Cartaz).

Les découvertes récentes ont singulièrement agrandi le domaine de la physiothérapie ; l'électricité sous ses formes les plus diverses : courants continus, alternatifs, lumière, chaleur, et la radiothérapie ont transformé cette branche de la thérapeutique. Mais que d'efforts il a fallu pour donner à ces nouveaux agents un véritable droit de cité dans la pratique médicale ; si l'on se reporte à 10 ans en arrière, on voit traiter d'empiriques et presque de charlatans les savants qui montraient tout le parti qu'on peut tirer de l'étude de ces agents merveilleux. La réaction est venue complète, la réparation a été absolue. Le congrès international qui s'est tenu à Paris, au printemps de 1910, sous la présidence du doyen de la Faculté, le professeur Landouzy, a montré, par le nombre de ses membres, par la valeur et la variété des communications et des rapports, la place importante prise par la physiothérapie. Il y a cinq ans, trois médecins belges, des mécano-thérapeutes, eurent l'idée de réunir ceux de leurs confrères qui s'intéressaient à ces questions. Leur nom mérite d'être retenu, car ils ont été un peu les promoteurs du grand mouvement qui s'est produit dans cette branche de la thérapeutique ; ce sont : MM. de Munter, de Liège ; Gunzbourg, d'Anvers, et Le Marinel, de Bruxelles. Leur appel fut entendu et une centaine de médecins se réunissaient au mois de mai 1905, à Liège, en un congrès international. Le succès se continua deux ans plus tard, où le congrès se réunit à Rome, sous la présidence du savant professeur Baccelli. Mais on s'aperçut alors que les trois sections qui avaient réuni les médecins à ces deux premières réunions, ne suffisaient plus. Les quelques premiers adhérents étaient devenus légion et il fallut faire de la place aux nouveaux arrivants et à leurs intéressants travaux. Aussi quand les organisateurs du troisième congrès, celui de Paris, prirent en mains le pouvoir, ils résolurent de distribuer en un plus grand nombre de sections les travaux nombreux qui leur étaient annoncés. Le congrès d'avril 1910 a compris 7 sections : 1° la cinésithérapie (mécanothérapie, gymnastique, massage, rééducation, orthopédie, cure de repos); 2° l'hydrothérapie, la thermothérapie, l'aérothérapie ; 3° la climatothérapie et la thalassothérapie ; 4° l'électrothérapie ; 5° la radiothérapie ; 6° la crénothérapie (médications hydrominérales) ; 7° la diététique (alimentation des malades, des tuberculeux, régimes végétariens, régime des obèses, des dyspeptiques, cures de déchloruration, etc.).

Ces 7 sections avaient pour présidents les professeurs

Gabriel, Carrière, Huchard, Bergonié, Béclère, Robin et Gilbert.

Les médecins militaires Thooris, Raymond et Miramond de la Roquette, firent entendre, à plusieurs de ces séances, des communications fort appréciées.

CHAPITRE I

Physiothérapie.

Dans l'armée, où par suite de son âge et des conditions particulières de sa vie, le soldat présente une pathologie spéciale, le rôle de la thérapeutique par les agents physiques est, depuis longtemps, bien compris. Le règlement du service de santé met à la disposition des malades les RESSOURCES CRÉNOTHÉRAPIQUES les plus variées.

Vichy reçoit annuellement, dans son hôpital militaire, plus de 1.000 baigneurs, dyspeptiques, arthritiques et paludéens, qui viennent demander aux diverses gammes de l'alcalinisation un bénéfice incontesté.

Barèges, par son altitude et ses eaux thermales sulfurées sodiques, assure à sa clientèle annuelle de 700 militaires, une amélioration constante des troubles osseux et articulaires qu'elle présente.

Bourbon-l'Archambault et Bourbonne-les-Bains, aux eaux chlorurées sodiques et sulfatées calciques, abritent, pendant la saison d'été, un total de 1.000 malades. Dans l'établissement hospitalier de cette dernière station « un outillage complet concernant l'emploi de la gymnastique mécanique, du massage vibratoire, de l'électricité, de l'ionothérapie et de la photothérapie pour le traitement des complications des traumatismes, a été successivement aménagé. »

Plombières, dont les principes minéralisateurs prépondérants sont le sulfate et le silicate de sodium, dispose de quelques places pour les militaires présentant des affections chroniques du tube digestif entachées de spasme douloureux.

En Algérie : Hamman-Rira, les Bains de la Reine, aux sources thermales chlorurées sodiques et sulfatées calciques, et Mers-el-Kébir, dont les eaux comme celles de Hammam-Lif (Tunisie), contiennent une forte proportion de chlorure de sodium et de magnésium, sont les seules stations indiquées dans le vaste domaine de notre colonie, dont la richesse hydrologique vient d'être récemment exposée par le médecin-major Bertrand (*Presse Médicale*, septembre 1910).

Amélie-les-Bains réunit les avantages d'une ville d'hiver aux ressources d'une station hydro-minérale. Ses eaux sulfureuses sont indiquées dans les formes torpides de tuberculose ganglionnaire et osseuse. Plus de 1.000 places sont offertes tous les ans aux justiciables de cette cure bienfaisante.

On a longtemps admis qu'une eau minérale était d'autant plus active qu'elle était plus chargée en sels minéraux. L'observation clinique s'est chargée de détruire cette théorie erronée et l'étude de la constitution physique permet actuellement de résoudre certains problèmes par l'application aux recherches hydrologiques des données acquises sur la force osmotique, l'isotonie, la cryoscopie, l'ionisation, la radioactivité et l'état colloïdal.

L'état colloïdal est un état intermédiaire entre l'état liquide et l'état solide. Etant donné un liquide, il y existe une catégorie de corps constitués par des particules dont les dimensions oscillent entre 40 μ et $\frac{1}{2}$ μ et qui sont visibles seulement à l'ultra-microscope. On dit de ces particules qu'elles sont dans le solvant à l'état colloïdal.

Les substances à l'état colloïdal sont douées de propriétés physico-chimiques particulières, de l'ordre des réactions biologiques. Ces propriétés sont : les propriétés optiques, l'adsorption, le pouvoir catalytique, le transport électrique, les réactions de colloïde à colloïde ou à l'électrolyte.

Les granules colloïdaux diffractent la lumière qu'ils reçoivent et peuvent devenir lumineux par eux-mêmes et visibles pour un observateur qui regarde de côté. C'est sur l'utilisation de cet éclairage oblique que repose l'ultra-microscope.

L'*adsorption* consiste en ce fait que si l'on met en présence un solide et un liquide, il existe à la surface de séparation de ces deux corps, une zone très mince dans laquelle les éléments en présence se trouvent liés par une force spéciale. Les granules en suspension colloïdale présentent une surface d'adsorption considérable.

Le *pouvoir catalytique* découle de cette puissance d'adsorption des granules colloïdaux. Un corps catalytique est un corps qui peut, par sa simple présence, accélérer la vitesse d'une réaction chimique ou biologique. Or, les colloïdes interviennent à dose infinitésimale pour faciliter les réactions et on peut les retrouver intégralement à la fin de ces réactions. Cette action catalytique ressemble à celle des diastases et des ferments.

Si l'on fait passer un courant électrique dans une solution colloïdale, le colloïde se transporte en masse vers l'une des électrodes. On a divisé de la sorte les colloïdes en colloïdes négatifs (or, argent, platine, soufre, chlorures), et en colloïdes positifs (hydrate de fer, violet de méthylène, rouge de magdala).

Si, à un colloïde de signe déterminé on ajoute un colloïde de même signe, il n'y a pas précipitation et leurs propriétés électriques s'ajoutent. Si on ajoute un colloïde de signe contraire, il y a précipité, à partir d'une certaine dose.

Ce dynamisme permet de comprendre les nuances variées des spécialisations fonctionnelles des eaux minérales ; et l'on s'explique que Gübler ait vu couler au griffon des fontaines des « lymphes minérales » dont les effets physiologiques, d'après Fleig, de Montpellier, pourraient être identiques à ceux des sérums naturels.

On ne saurait plus établir de termes de comparaison, dit Landouzy, entre l'eau thermale sulfureuse, bicarbonatée soit bue vivant à la source, soit prise courante en baignoire ou en piscine et le soluté potassique et sodique préparé froidement de pièces et de morceaux dans une officine.

Toutes les vertus que la fiction antique prêtait au chœur des Naïades présidant aux mystères des fontaines, deviennent aujourd'hui compréhensibles.

De même, ajoute le savant doyen de la Faculté de médecine de Paris, que chaque fruit a sa couleur, sa forme, sa saveur et son parfum, de même chaque source a une constitution et un tempérament particuliers, qui se doublent encore des qualités du sol, du soleil et de l'altitude.

La valeur des résultats obtenus aux stations thermales apparaît dès lors infinie. La buvette procure à la fois diurèse et purgation ; la douche excite les centres nerveux ; le massage active les échanges molléculaires ; le bain modifie le milieu tissulaire ; l'étuve facilite l'oxydation et la dépuration de l'organisme.

Mais l'hygiène militaire, avant d'être rédemptrice vis-à-vis de certains organismès, emprunte à d'autres moyens préventifs le secret de la conservation des effectifs.

Tous les règlements sur le service intérieur et surtout le dernier, ont souligné avec raison l'importance de l'aération, de la luminosité et du chauffage des locaux, la nécessité des soins hydrothérapiques, l'impérieux besoin d'une alimentation rationnelle et l'obligation absolue des exercices physiques à la caserne. Les progrès réalisés dans cet ordre d'idées, sont chaque jour considérables et il est inutile d'en présenter une fastidieuse énumération.

Il est juste, cependant, d'indiquer que la composition soignée et la variété des menus, la recherche des produits de bonne qualité, leur préparation confiée à des cuisiniers propres et exercés, l'installation de réfectoires bien tenus, donnent de plus en plus satisfaction aux principes psychologiques de la DIÉTÉTIQUE DU SOLDAT. Au point de vue physiologique, il subsiste encore certaines anomalies.

L'expérimentation nous apprend que la réparation et la croissance des tissus sont assurées par les albuminoïdes. Les hydrates de carbone fournissent l'énergie nécessaire pour le travail. Les graisses produisent la calorification. De plus, la valeur physiologique des aliments dépend de leur degré d'assimilabilité et celle-ci varie suivant la qualité (tables d'Atwater, tables d'Alquier) et le mode de préparation (Pawlow).

La suprématie des albuminoïdes, qui fut autrefois un dogme, est réduite, aujourd'hui, à sa juste valeur. Or le réglement du 23 mai 1905 augmente la ration de viande du soldat et nombre de généraux font percevoir, sous forme de primes, des rations plus élevées encore. En outre, la teneur des albuminoïdes est à peu près la même pour un secrétaire d'état-major de petite taille et pour le plus grand des cuirassiers (Toubert). Les conséquences de ces erreurs sont, il faut le dire, atténuées par une constatation d'un autre genre. Comme le dit H. Labbé, si les défenseurs du sol natal ne meurent pas étouffés sous la nourriture albuminoïde, c'est qu'heureusement ils sont loin de consommer tout ce qu'on leur octroie si généreusement.

Depuis le 10 novembre 1908, les hydrates de carbones ne se trouvent plus en déficit dans les rations de campagne (ration normale, ration forte, vivres de réserve).

Il serait à souhaiter, également, que l'allocation des graisses soit augmentée en suivant une progression judicieuse, selon la saison et suivant les pays.

L'unique absorption dès le réveil d'un quart de café dont les qualités nutritives sont le plus souvent négatives et qui, au cours de sa préparation matutinale, subit des manipulations de nature à altérer sa température et son arôme et à diminuer ses propriétés stimulantes, me paraît aussi insuffisante.

Au moment où l'organisme venant de réparer ses forces se trouve plus apte à l'assimilation et au travail, il est logique de pourvoir la machine humaine de combustible. Les ouvriers des champs, ceux des villes et la plupart des soldats des armées étrangères ingèrent après leur lever une assez grande quantité d'aliments.

Sans doute, Latins et Anglo-saxons règlent de façon différente le nombre et les heures de leurs repas et chez nous nombre d'individus même jeunes ont l'estomac fermé au saut du lit. Mais la brune infusion dont l'usage dans l'armée ne s'est pas modifié depuis nos premières conquêtes coloniales accroîtrait utilement son pouvoir nervin si elle était absorbée à la suite d'un mets substantiel.

Dans divers corps, des commandants de compagnie, gênés de voir une certaine proportion de leurs hommes s'approvisionner aux mercantis à la sortie de la caserne, et persuadés que la plupart restaient à jeun de 5 heures à 10 heures du matin, ont eu l'excellente idée de mettre à leur disposition au petit déjeûner, pendant l'hiver, une soupe réchauffée préparée la veille, et pendant l'été, un morceau de pain. Il ne serait pas excessif de généraliser et de rendre réglementaire cette pratique rationnelle peu onéreuse pour le boni des ordinaires.

Il est une autre question, particulièrement controversée, celle de la GYMNASTIQUE, au sujet de laquelle quelques observations recueillies en milieu régimentaire, pourraient présenter de l'intérêt. Au moment où en France l'accord est à peu près fait sur la meilleure méthode d'éducation physique, il n'est pas inutile de rechercher si la réaction en faveur des idées nouvelles n'a pas été, selon la règle, excessive ou exagérée. Dans cet ordre d'idées, l'examen impartial des faits doit seul motiver l'enthousiasme.

Il faut tout d'abord reconnaître qu'il n'existe pas de signes précis permettant à l'*officier* d'attribuer à la pratique d'une gymnastique la part exacte qui lui revient dans le développement et les progrès de l'organisme. Le chiffre plus ou moins élevé des indisponibles ou des malades, les qualités d'entraînement à la marche et de résistance aux intempéries, l'apparence de santé et la bonne humeur relèvent de causes multiples. La durée du repos, la composition des repas, la progression des exercices, l'électivité capricieuse des agents microbiens, et surtout les tendances excessives à la fatigabilité et au sabotage (Daussat), que manifestent au moindre effort les générations nouvelles, retentissent à des degrés différents sur la valeur physique d'une compagnie. L'adresse, l'agilité, la force, la perfection des formes existaient parmi les anciens contingents et il reste encore à prouver que la proportion des athlètes parmi les jeunes est supérieure à celle d'autrefois.

Malgré la pratique intensive des exercices physiques, le chiffre de la morbidité dans l'armée est en augmentation constante depuis la promulgation de la loi militaire de 1905. Cela ne tient pas exclusivement à l'incorporation des hommes du service auxiliaire, puisqu'ils fournissent une faible proportion d'indisponibles.

Invoquera-t-on en faveur de l'excellence de la méthode l'amélioration des hommes de cette catégorie, aptes après une année à prendre place dans le rang. Sans nier la part bienfaisante d'une demi-heure quotidienne de gymnastique pratiquée à l'exclusion de tout autre exercice, le nombre de ces derniers est loin d'avoir une éloquence persuasive : 465 en 1907, 2.266 en 1908, 1.876 en 1909 sur un total correspondant de 12.000 environ.

De même parmi les ajournés d'un an qui sont examinés après douze mois de présence au régiment par une commission de réforme, bien peu sont reconnus aptes au service armé : 1.841 en 1908, 1.075 en 1909 sur une proportion moyenne de 6.000.

Tandis que la quantité d'hommes passant du service armé dans le service auxiliaire, par application de l'article 49 de la loi du 22 mars 1905, suit une progression croissante : 5.936 en 1906, 7.455 en 1907, 7.079 en 1908, 7.145 en 1909.

Le *médecin* peut-il, à son tour, fournir des indications meilleures sur la valeur d'un procédé : la balance, la toise, le ruban métrique sont les seuls moyens dont il dispose pour apprécier le perfectionnement extérieur de l'individu ; or, l'augmentation de poids, l'expansion thoracique, l'accroissement de la taille paraissent suivre depuis longtemps une progression caractéristique uniforme, indépendante de la méthode de culture physique employée. Les indices de robusticité (Tardière, Pignet) ne sauraient prétendre à une infaillibilité absolue ; il existe des robustes anatomiques quî sont des malingres fonctionnels (Rosenthal). En établissant pour chaque soldat une fiche individuelle du modèle de celle de la section parisienne de la ligue d'éducation physique, il serait certainement possible d'obtenir un criterium scientifique d'une valeur irréprochable ; mais le médecin, au milieu des obligations impérieuses et absorbantes de son métier, ne parviendra jamais à consigner la hauteur du buste, les périmètres de l'abdomen, des membres et de leurs segments à l'état de relâchement ou de contraction, l'état détaillé de la colonne vertébrale, du poumon et du cœur, la perméabilité nasale, la spirométrie, la pneumométrie, la syphygmométrie de 1.200 sujets.

Des conclusions de cette nature doivent trouver place dans des établissements organisés en vue de cette fin particulière.

D'ailleurs l'âge du squelette de la grosse majorité de nos soldats s'oppose à des résultats rapides et probants. Le but poursuivi par la méthode est de supprimer le temps perdu, d'abréger le retard entre l'excitation et la réaction, de donner à l'homme plus d'aplomb, moins de gaucherie et une confiance absolue dans le mécanisme et le rendement de sa machine.

Mais l'éducation du système nerveux restera toujours œuvre longue et délicate. Le campagnard habitué aux travaux de force ne perd pas facilement sa raideur et sa contracture et la fréquence des accidents dont la cause est la maladresse reste encore élevée au régiment.

La souplesse de l'esprit, l'intitative, l'intelligence sont en progression incontestable ; le bleu moderne paraît plus vite dégrossi ; l'exode général vers les cités populeuses, l'apprentissage précoce, les exigences de la lutte pour la vie dans les divers milieux traversés, jouent à mon sens, vis-àvis de cette transformation psychique, un rôle plus important que celui de la gymnastique.

D'autre part, les règles de la gymnastique rationnelle sont d'une application difficile à la caserne. Les mouvements doivent être accomplis lentement et avec une exactitude absolue. Que de fois n'ai-je pas constaté après dix mois d'exercices d'assouplissement, sur la moitié de l'effectif d'un bataillon, des contractions musculaires désordonnées, inefficaces, des efforts mal localisés, des fautes de synchronisme et d'incoordination, des amplitudes d'extension ou de flexion réduites et inégales. Depuis 1906, je compte à la visite annuelle de mensuration, une moyenne de quinze hommes par compagnie ne sachant pas encore respirer.

Le rôle attribué aux muscles élévateurs des côtes et de la ceinture scapulaire qui interviennent d'une façon exceptionnelle, dans l'orthopnée, par exemple, me paraît exagéré. En réalité, c'est le diaphragme qu'il faut éduquer, l'œil de l'instructeur ne doit pas perdre de vue le creux épigastrique et le médecin major Thooris a raison quand il dit : « Le thorax s'en va parce que le ventre s'écroule ».

De plus il est impossible de grouper les élèves suivant leur capacité et de donner à l'instruction individuelle tout le développement exigé. Le nombre des officiers et des gradés ayant fait un stage à l'école de Joinville est insuffisant; les notions physiologiques dont la connaissance est indispensable pour que les effets de l'enseignement soient réellement productifs : jeu des leviers dans l'organisme, anatomie et réactions chimiques du muscle, lois de la thermodynamie animale, disparaissent rapidement de la mémoire des plus zélés.

Je sais bien que, pour remédier à cet inconvénient, le médecin est tenu de fournir des indications élémentaires, elles doivent porter d'après le règlement, sur la constitution et le tempérament de chaque individu ; mais les dénominations anciennes de bilieux, nerveux, lymphatique, sanguin, ont une signification physiologique imprécise et ne répondent plus aux conceptions scientifiques modernes .

Le tempérament ou constitution traduit la valeur dynamique de l'organisme. Le caractère en est l'expression psychique ou morale. Or, c'est la nutrition qui est la source de l'énergie potentielle et actuelle de nos tissus ; et toutes les manifestations qui semblent traduire définitivement sa régulation harmonieuse ou au contraire son ralentissement et sa diminution, suffisent à imprimer à la biologie individuelle un type particulier.

Il serait à souhaiter qu'on adopte ces idées développées par le médecin-major Leniez, à la Société de médecine militaire (1er avril 1909). La classification qu'il a proposée, comprend les tempéraments d'équilibre des échanges ; les tempéraments d'élimination incomplète. les tempéraments de nutrition insuffisante auxquels correspondraient exactement les caractères, actif, sensitif, et apathique.

L'homme enfin n'aperçoit pas clairement le but poursuivi; pendant son court séjour à la caserne, il n'a pas l'occasion de se rendre compte des progrès dus à cette méthode. Aussi reste-t-il sceptique vis-à-vis de son utilité et conteste-t-il son agrément. Toute instruction verbale difficile à comprendre fatigue son attention et la complexité dans le mouvement paralyse ses efforts (Thooris). Pour éveiller son amour propre, stimuler son orgueil, soutenir son intérêt, il faudrait créer la véritable leçon de choses si féconde en heureux résultats dans tous les genres d'enseignement pratique. Quand il aurait devant lui un modèle, véritable tableau vivant des contractions musculaires à reproduire et de la perfection des formes que leur mise en jeu détermine, peut être apporterait-il un soin plus méticuleux à effectuer les gestes régénérateurs.

La cour de la caserne ne peut être cependant transformée en arène antique ou en hall d'institut orthopédique !

Quoi qu'on fasse, le soldat réservera son admiration pour les camarades souvent les plus mal partagés au point de vue physique et qui quelquefois sans préparation aucune sautent aisément les obstacles, escaladent les talus les plus élevés et grimpent sans effort à la corde.

Il cherchera toujours à les imiter et ce désir constituera le meilleur stimulant de ses progrès.

Le nouveau règlement de gymnastique de 1910 a bien compris cette psychologie spéciale du troupier puisqu'il a rétabli la gymnastique de sélection.

Il laisse néanmoins, comme le faisait remarquer Desfosses dans la *Presse médicale* (8 octobre 1910), une initative et une latitude trop grande pour la composition des leçons. Il aurait fallu quelques exemples. D'autre part, il se montre trop rigide dans la fixation du temps à donner aux leçons. Il semble en réalité que l'on fasse de la gymnastique un emploi des heures, et rien de plus. Deux séances de 30 minutes par jour pendant les 2 mois consécutifs à l'incorporation constituent une dose excessive, surtout dans les armes à cheval ; les progrès de l'instruction sont, de ce fait, paralysés et retardés. L'homme nouvellement incorporé est pris d'assaut par mille obligations peu familières qui le dépriment. Le moindre supplément d'attention et d'efforts provoque dans son organisme à ce moment de la courbature et de la fatigue.

Il ne faut pas croire qu'après les marches prolongées du matin, pendant l'été par exemple, une partie de la sieste puisse être avantageusement remplacée par une leçon de gymnastique exécutée même à l'ombre. Le sommeil constitue le meilleur réparateur des tissus et rien ne saurait remplacer son influence bienfaisante.

Je sais bien que le médecin doit indiquer, prévenir, doser, mais sa surveillance ne peut être continuelle et de plus si elle s'exerce trop souvent, même à bon escient, elle risque de devenir gênante.

Il n'est pas inutile de faire connaître une opinion qui est celle de la majorité des officiers : à côté d'avantages moraux évidents : égalité et mise en confiance de tou. les hommes d'un groupe devant l'instructeur, douceu de la progression, sécurité des familles, les résultats d la gymnastique éducative à la caserne ont été exagérés

Aujourd'hui tous les groupes musculaires sont égale ment sollicités dans les divers exercices ; les méthode d'utilisation du terrain, la signalisation, les marche mieux ordonnées et plus variées, constituent d'ex cellentes mesures de perfectionnement. Je ne saurai pour ma part accuser les trois quarts des homme d'un régiment qui montent et descendent une moyenn de 500 marches d'escalier par jour de ne point fair fonctionner les muscles de la ceinture pelvienne, de cuisses et des jambes.

Je ne voudrais pas être accusé de louanger le passé rien n'est plus loin de ma tournure d'esprit et je n crois pas être rétrogade, demain m'intéresse plus qu'hie et je pense à l'avenir de préférence au présent, mai avant de proclamer l'influence d'une cause déterminé il me paraît indispensable d'être fixé sur les résultat de son application.

On prend trop facilement chez nous l'habitude d considérer comme indubitables des faits dont il rest encore à faire la preuve. Ainsi on pouvait lire ces temp derniers dans les journaux que l'excédent de 14.00 hommes du contingent de 1910 était dû aux seuls pro cédés de culture physique nouvellement employés. I semble difficile d'admettre pareille interprétation puis que leur vulgarisation est toute récente et ne remonte pas au delà de 1902. Je préfère reconnaître comme causes véritables à cette augmentation de la race, la pratique plus répandue des règles d'hygiène, la surveillance et la protection du nourrisson et de l'ouvrière enceinte, l'observation plus rigoureuse des lois promulguées sur la santé publique.

L'action de la gymnastique éducative, scientifique, rationnelle sur le développement du soldat à la caserne, ne doit pas être renfermée dans une formule unique, exclusivement laudative, prétendant à l'infaillibilité d'un dogme. Qu'on ait voulu par la voix de l'armée généraliser et rendre familière sa pratique et révéler ses bienfaits au pays entier, c'est un moyen des plus louables et des plus heureux. Et l'école de Joinville a droit à notre reconnaissance et à notre admiration pour le rôle qu'elle joue dans cette œuvre de propagande humanitaire.

Qu'elle veuille bien ne pas considérer ces appréciations comme une critique indirecte de ses idées. J'ai évité avec soin de m'engager sur le terrain brûlant des controverses.

Je reste un partisan convaincu de la méthode de Ling, mais je crois surtout à ses effets à l'égard du jeune âge et dans un autre milieu. La lecture des articles du lieutenant de vaisseau Hébert, de V. Marguerite, du médecin-major Daussat, de P. Desfosses, etc., confirment ma manière de voir.

Les cinq congrès récents d'hygiène scolaire internationale ont posé de judicieuses conclusions et bien spécifié les indications de la méthode suédoise. C'est à l'école que la gymnastique éducative, scientifique, rationnelle est appelée à donner son maximum de rendement. Des résultats surprenants ont déjà été obtenus sous la surveillance du médecin (Demeny, Tissié). Il faut persévérer dans cette voie. L'intelligence des enfants et des adolescents a plus à gagner au développement du corps qu'à la récitation de la dynastie des rois fainéants.

La culture physique poursuivie dans les Sociétés de préparation militaire aboutira à la longue à la régénération de l'espèce, encore faudra-t-il réprimer la tendance excessive à jouer au soldat, qui se manifesterait dans certaines de ces associations. Divers projets de réglementation ont été soumis au Parlement (Lachaud). Ils seront certainement approuvés à brève échéance. Le jour est proche où le soldat n'aura plus à exécuter à la caserne que la gymnastique d'application et de sélection. Mais avant cet avènement désirable l'autorité supérieure devrait autoriser les chefs à se libérer, quand ils le jugeront nécessaire, de la tutelle excessive du nombre et de la durée des leçons du début du règlement.

Il ne faut pas oublier que le soldat dressé, façonné d'après des principes où son initiative n'a aucune part, deviendrait un parfait automate.

Le jeu par contre n'offre pas cet inconvénient. Il apprend à combiner ses efforts avec ceux d'un voisin, à se concerter avec ce dernier en vue d'une action commune. Il crée ainsi non seulement l'idée de solidarité dans les jeunes esprits, mais de véritables liens de fraternité entre des cœurs que la différence des classes sociales semblait devoir tenir pour toujours étrangers les uns des autres.

« Discipline, décision, solidarité, exercice de la volonté, formation du caractère, tout ce qui fait l'homme, tout ce qui est à la base de l'éducation individuelle et sociale trouve à se développer dans le jeu et par le jeu. (Commandant Converset). »

Il est un autre point de vue sur lequel je voudrais attirer l'attention ; c'est l'influence un peu dédaignée du CLIMAT sur la pathologie du soldat.

Rien de plus évident, faisait observer Léon Colin, que la part d'influence morbide revenant dans certaines maladies aux conditions météorologiques antérieures, mais rien de moins prouvé que les constitutions morbides attribuées à ces causes.

Dans un article de la *Presse Médicale* du 16 avril 1910, sur « le présent et l'avenir de la climatologie en France », G. Drouineau fait remarquer qu'au congrès aéronautique international de Nancy (1909), M. Burnhes avait déjà demandé l'enseignement spécial de cette science dans une Université, comme cela existe à Londres, Berlin, Upsal.

Il ajoute que la *Revue scientifique* vient de soutenir une proposition identique et dit : « Je ne cherche querelle à personne, mais je voudrais voir les bacillophiles,

les éducateurs, les cliniciens, les agriculteurs, les marins, les aviateurs, s'intéresser également à la *météorologie.* »

L'épidémiologie a depuis longtemps précisé le rôle du vent, des poussières, de la pluie, de l'eau, dans la transmission des maladies contagieuses.

La physiologie et la clinique ont mis en relief l'importance des saisons, du chaud, du froid, de l'humidité sur la genèse des infections (Kelsch).

La bactériologie par l'ensemencement, la transplantation, la culture, en un mot, des microbes sur les milieux solides et liquides les plus variés, depuis la feuille d'artichaut ou la tranche de pomme de terre, jusqu'aux innombrables bouillons naturels et artificiels, par l'étude minutieuse de l'action des divers agents physiques et chimiques sur l'évolution des colonies, a tiré de cette « Climatologie de laboratoire », des conclusions dont la valeur ne saurait être contestée.

Sans prétendre à des résultats aussi rigoureux, car les causes prédisposantes, occasionnelles ne sauraient, en pathologie, usurper l'importance des mobiles déterminants, il serait juste de chercher à préciser l'influence de l'ambiance cosmique sur le terrain organique.

Ses facteurs essentiels sont constitués par les *variations thermiques et électriques de l'atmosphère.*

Il n'est pas inutile de rappeler que la latitude (obliquité des rayons croissant à mesure qu'on s'éloigne de l'équateur), les saisons (variation de cette même obliquité), l'altitude (éloignement du rayonnement du sol), les mers (action régulatrice, courants chauds ou froids, pluies le jour et la nuit), la nature et la couleur de la surface ensoleillée, les agglomérations urbaines, influencent, plus ou moins profondément, la température de l'air.

Dans les vallées élevées les oscillations thermiques sont considérables : la nuit, les couches d'air sus-jacentes aux versants des montagnes, se refroidissent plus vite, les plus légères s'élèvent et vont réchauffer les sommets où l'équilibre thermique est plus stable : pendant que les nappes froides, sous l'influence de la pesanteur, glissent dans le fond de la vallée et remplacent l'air chaud (Mac-Auliffe).

Luisada, au congrès italien de climatologie de San-Remo (avril 1908), faisait remarquer que, d'après Ney-Uffelmann, les bois de pins donnent, par hectare et par 24 heures, 6 mètres cubes de vapeur d'eau, ceux de sapins 8, en comparaison des prairies, qui en fournissent 52. Le pouvoir absorbant calorifique qui est égal à cent pour un sol sablonneux et calcaire, serait de 95.6 pour le sable pur, de 76.9 pour l'argile légère, de 66.3 pour l'argile pure, de 49 pour l'humus. Le sable rayonnant très peu, l'air qui est à son contact a une température égale la nuit comme le jour. Dans les nuits sereines, il absorbe la rosée, ce qui assainit beaucoup les pays maritimes.

D'autre part, l'air que nous respirons est le siège de *phénomènes électriques* importants (Nordmann).

La surface de la terre, considérée dans son ensemble, possède une charge d'électricité négative, tandis que l'atmosphère est au contraire chargée positivement. Il s'ensuit une différence de tension électrique entre l'air et le sol qui, par beau temps et en rase campagne, atteint couramment, et pour chaque mètre d'altitude, une valeur deux cents fois plus grande que celle d'une pile de Volta. Cette tension n'est pas absolument régulière et elle varie d'une manière aujourd'hui bien étudiée, suivant la saison et suivant les heures de la journée. Si ce champ électrique dans lequel nous vivons ne tend pas sans cesse à disparaître par la recombinaison des électricités contraires de l'air et du sol, cela tient à plusieurs causes. L'air étant un mauvais conducteur, cette recombinaison ne peut se faire que lentement. Ces électricités contraires sont sans cesse régénérées par des causes diverses dont on a découvert récemment le mécanisme. L'une des plus importantes est due aux vagues des océans qui recouvrent, comme on le sait, les 3/4 de la surface du globe ; les gouttelettes d'eau salée en mouvement par leur frottement contre l'air, se chargent continuellement d'électricité négative, en laissant à l'air un excès d'ions positifs.

Par certains temps très chauds, par certains vents, aux approches des orages, il arrive que, entre la hauteur de notre tête et le soleil il y ait une différence de potentiel de plusieurs milliers de volts qui, par surcroît, change parfois très rapidement de grandeur et même de sens. On est alors plongé dans un bain électrique extrêmement puissant. Nous savons tous, depuis les savantes recherches du professeur d'Arsonval, les influences étranges des champs électriques sur l'organisme.

Les perturbations atmosphériques produisent des effets bien connus sur certains animaux, sur les aliénés et sur l'homme. Si leur rôle n'apparaît pas plus évident chez ce dernier, c'est qu'il a, vis-à-vis d'elles, une large limite d'adaptation. Mais que le frein vasculo-nerveux perde sa souplesse ou son élasticité et vienne à mal fonctionner, que le cœur et le poumon soient en état de meiopragie, immédiatement la rupture d'équilibre se produit et devient consciente.

Une chaleur humide influe peu sur les emphysémateux, tandis qu'elle affaisse au contraire la tension abdominale. Le professeur Poncet insistait, dans ses cliniques, sur l'état spécial d'atonie, de relâchement, présenté par les hernies, quand soufflait, à Lyon, le vent du Midi. L'air sec et froid excite la fonction respiratoire et paraît favorable aux dyspeptiques, hépatiques et goutteux tandis qu'il est mal supporté par les prurigineux et les porteurs d'eczémas.

Certains neurasthéniques redoutent la lumière, d'autres la recherchent. Le docteur Sardou, de Nice, cite le cas d'un malade qui n'a de la céphalée, de la congestion du visage et de la friosité aux pieds, qu'au moment du crépuscule.

Les influences cosmiques ont une part réelle sur les modalités de la santé et la différence des actions tient à la diversité des sujets.

Le docteur Marsch, de New-York, a montré, en les contrôlant chez des sujets dont la profession exigeait le repos du jour, que les oscillations du pouls, de la température, du pouvoir musculaire, tendaient à une variation sensiblement égale dont le minimum se trouve à 5 heures du matin, pour atteindre le maximum d'activité vers les 4 heures du soir.

Dès lors, on peut se demander si, à côté de la période réfractaire entretenant la rythmicité du système nerveux, propriété de la fibre, considérée comme cause principale de la rémission matutinale observée chez la plupart des fiévreux, les phénomènes électriques de l'atmosphère n'interviendraient pas dans la production de ce phénomène ?

L'influence du champ magnétique terrestre se fait sentir chez certains individus qui ne peuvent dormir que lorsque leur lit est orienté du Nord au Sud, perpendiculairement à la direction du courant.

Mais les réactions morbides à l'égard des agents extérieurs apparaissent surtout dans certains états rhumatisants étiquetés: neuro-arthritiques. La sensibilité au froid est telle, chez certains de ces sujets, qu'ils s'enrhument en tournant les pages d'un livre. Ce sont de véritables esthésiomètres prédisant la pluie, le vent, le moindre changement de température. Martinet cite l'exemple d'une dame qui, enfermée dans un appartement clos de toutes parts, annonçait à l'avance, avec une précision absolue, les chutes de neige. Tout se passait, dit-il, chez elle comme s'il y avait rupture d'équilibre intra-humoral se traduisant objectivement par de la douleur.

Pour expliquer la pathogénie de ces phénomènes, on a admis la précipitation d'un élément nocif de l'organisme soit au niveau des terminaisons nerveuses (algie), soit au niveau des articulations ou des viscères.

Les uns ont incriminé l'acide urique, d'autres les sels de chaux se dédoublant en vertu d'une réaction spéciale de ces tissus, soit par dissociation ionique, soit sous l'influence des réactions chimiques alimentaires. Cluzet a montré (Ac. des Sciences, 6 avril 1908), qu'à basse température l'animal évapore et rayonne moins dans l'air humide, donc il brûle moins que dans l'air sec; dès lors le ralentissement des oxydations intra-organiques pourrait être invoqué comme une cause de ces faits.

En cherchant à préciser la signification des variations physiologiques et pathologiques révélées par la fiche des *pesées mensuelles du soldat*, j'ai abouti à des constatations qui indiqueraient un mode réactionnel spécial de l'organisme vis-à-vis des influences cosmiques.

Tandis que chez la plupart des hommes d'un régiment (97 pour 100), le poids du corps, en l'absence de maladie, suit une progression ascendante pendant l'hiver pour diminuer ensuite pendant l'été, certains sujets, soumis aux mêmes conditions d'alimentation, de travail et de repos, présentent une inversion de cette formule.

La proportion des soldats chez qui j'ai observé cette particularité est peu élevée. Elle ne dépasserait pas, d'après mes rechreches, 3 %. Pendant les mois d'octobre et de novembre, la courbe de leur poids suit une marche progressivement descendante, traduisant une déperdition moyenne de 1 k. 500 à 2 k. 500 ; puis après un trimestre de fixité, sans fléchissement appréciable, elle accuse, vers le mois de mars et d'avril, une ascension subite de 1 à 3 kilog. qui se maintient encore à l'époque des grandes manœuvres.

Au début de l'automne la descente s'accentue et la même alternance recommence.

L'interrogatoire, l'observation prolongée, les pesées répétées de ces individus, ne m'ont pas permis d'attribuer une cause morbide à cette particularité.

Sans doute, en présence des multiples éléments qui retentissent à des degrés divers sur la santé physique et morale du soldat, une erreur d'interprétation est possible. Certaines influences modificatrices des échanges inter-cellulaires peuvent échapper au contrôle des sens et demandent, pour être appréciées par le laboratoire, un temps qu'il ne m'a pas été possible de leur consacrer. Néanmoins je me suis entouré de quelques précautions élémentaires. Malgré l'état perpétuellement apparent de santé, l'examen microscopique du sang, des mucus nasal et pharyngien, de l'expectoration, l'analyse qualitative de l'urine de la plupart de ces sujets ont été pratiqués.

Le résultat ne m'a pas conduit à la découverte d'un « primum movens » pathologique.

Les individus chez qui j'ai eu l'occasion de constater ce fait, présentaient un indice de robusticité élevé, leur teint était coloré, la taille haute, la force musculaire normale, les téguments bien nourris, les viscères essentiels indemnes de troubles organiques et fonctionnels. L'appétit, le sommeil, étaient réguliers. Les secrétions internes ne donnaient aucun signe d'insuffisance, les manifestations diathésiques semblaient absentes. La sensibilité n'accusait aucune modification, il n'y avait pas de susceptiblité spéciale vis-à-vis du froid ou de la chaleur ; la secrétion sudorale évoluait dans ses limites physiologiques ; la fièvre ne s'est jamais révélée.

J'ai fait la même constatation chez cinq hommes du service auxiliaire, pourvus d'un emploi sédentaire et mis dans cette catégorie pour une lésion n'entraînant pas une altération de leur capacité vitale (myopie, fracture, etc.).

Depuis quatre ans que je poursuis des recherches en ce sens, j'ai constaté, maintes fois, l'existence de cette *inversion paradoxale du poids à l'état de santé* chez des jeunes sujets des deux sexes, en dehors de la clientèle militaire.

Cette modification me paraît être sous la dépendance étroite du froid et de la chaleur et liée à l'évolution des saisons.

De nombreux expérimentateurs ont admis que la lumière solaire joue le rôle d'excitant ; pour les uns, sous son influence, les échanges organiques s'effectuent d'une manière plus active ; pour les autres, ils se ralentissent. Dans tous les cas les matériaux nutritifs seraient fixés avec plus de facilité.

Quoi qu'il en soit de ces théories, cette manifestation pourrait être considérée comme l'indice d'une constitution très forte. Elle traduirait un équilibre physiologique parfait et semblerait due à une tonicité, à une énergie particulière, transmise héréditairement au système nerveux, agent essentiel des régulations thermiques et nutritives de l'organisme.

Comme le faisait remarquer Martinet, il y aurait intérêt à confronter méthodiquement les modalités climatériques et les espèces cliniques. De la fréquence absolue et relative de l'une et de l'autre résulterait une *flore morbide régionale*. Tout est à refaire en ce sens, car les observations climato-pathologiques n'envisagent, habituellement, qu'un nombre de cas très limité. Les médecins militaires, de par leur mobile profession, seraient des plus qualifiés pour apporter une précieuse contribution à ces recherches.

Par exemple, en présence de la rareté du *rhumatisme* articulaire aigu dans certaines garnisons du littoral atlantique, où cependant les conditions atmosphériques favorisantes de cette maladie existent au maximum peut-être parviendraient-ils à démontrer le degré d'immunité, vis-à-vis de cette infection, des jeunes gens originaires des villages côtiers. A moins que la topographie habituellement plane de ces régions puisse être considérée comme une condition suffisante d'épargne du cœur et des articulations.

Les travaux récents du professeur H. Vincent, du Val-de-Grâce, de L. Lévi, H. de Rothschild, Claisse, E. Sergent, ont montré par des preuves d'ordre clinique, physiologique et thérapeutique, les relations existant entre l'*insuffisance thyroïdienne* et le rhumatisme chronique.

Les symptômes classiques de dystrophie de la glande thyroïde s'observent rarement, en effet, chez ceux qui vivent au bord de la mer.

Les recherches de Hefter, Frommsdorf, Albanese, de Devote et Bouveri, de Hess et Bachmann, du professeur Roger, sur la *viscosité du sang*, ont d'autre part établi *l'influence de l'iode* sur les modifications chimiques du liquide nourricier de nos tissus. Sa teneur en sels (Nacl surtout), serait diminuée et sa fluidité augmentée.

Toute la chimiotaxie qui révèle l'action des substances impondérables, nous permet de saisir, aujourd'hui, les effets de cet agent.

Sa présence dans l'air marin expliquerait l'amélioration surprenante de certaines anémies traitées sur les plages et la faible proportion d'artério-scléreux chez les marins.

Par contre, il faudrait, peut-être, attribuer à son excès dans l'organisme des pêcheurs, ainsi qu'au taux élevé d'azote de leur alimentation habituelle, la prédisposition que présentent ces derniers à faire des altérations des veines (varices et phlébites).

CHAPITRE II

Les cures marines.

Comme le disait l'été dernier, dans une conférence faite à l'exposition de Bruxelles, Lalesque, d'Arcachon, la cure marine ne prétend pas à la nouveauté. Elle n'est autre chose que le rajeunissement d'une pratique vieille de vingt siècles qui, à l'époque des civilisations anciennes en Italie, en Egypte, en Grèce, jouissait d'une vogue déjà grande. Hérodote, Euripide la préconisaient aux premiers âges de l'histoire. Plus tard Cicéron, tuberculeux par hérédité paternelle et sujet aux crachements de sang, dût sa guérison à de fréquents voyages sur la Méditerranée orientale. Au temps d'Auguste, Celse disait que le mieux pour les tousseurs est de se rendre par mer d'Italie en Egypte.

Dans l'armée, depuis plus de trente ans, le règlement sur le service de santé à l'intérieur permet d'appliquer aux militaires les bienfaits de la thalassothérapie.

Chaque année, on établit le 1er juin *deux catégories* parmi les soldats susceptibles de bénéficier de cette mesure.

La première comprend les débiles chez lesquels on ne cherche qu'à stimuler l'organisme, les convalescents qui sont placés en subsistance dans un corps du littoral.

La deuxième renferme les malades exigeant des soins et un régime particulier et qui doivent être hospitalisés.

Pour les subsistants des 6e, 7e, 14e, 15e, 16e et 17e corps d'armée la cure avait lieu précédemment à Marseille ; dorénavant elle se poursuivra en même temps à Antibes et à Saint-Raphaël dans le Var ; les malades des mêmes régions sont traités à l'hôpital militaire de Nice. Dans la *zone Méditerranéenne*, la saison comprend deux périodes : du 1er juillet au 15 août et du 15 août au 30 septembre, tandis que pour les autres stations il n'existe qu'une saison unique, du 1er juillet au 31 août.

Les soldats des 1er, 2e, 3e, 4e, 5e et 8e corps d'armée désignés pour les *bains de la Manche*, sont dirigés sur un régiment de Dieppe ou de Calais; les plus sérieusement atteints entrent à l'hôpital militaire de Dunkerque.

Pour les *bains de l'Océan*, la première catégorie, se recrutant dans les 9e, 10e, 11e, 12e, 13e et 18e corps d'armée, suit le traitement à Saint-Martin-de-Ré, la seconde est hospitalisée à La Rochelle.

D'après les renseignements que je dois à l'obligeance des médecins consultés, le nombre approximatif des subsistants baigneurs sur l'effectif total du territoire, a été de 80 en 1910. Le chiffre des malades traités dans les établissements du service de santé, pendant la même période, n'a pas dépassé 50. Il y a 20 ans, cette proportion était double.

Jusqu'ici, dans la collectivité militaire, on a fait preuve d'une certaine indifférence vis-à-vis de la cure marine. Un des premiers, le médecin-major Solmon a relaté son heureuse influence sur les soldats envoyés régulièrement à Dieppe. Si les observations sur ce sujet sont rares, c'est qu'à l'époque du traitement, le médecin de la garnison est habituellement aux manœuvres, ou en permission et puis les différences relevées dans l'appréciation générale des résultats, reflètent ici encore les caprices de la mode.

Tant que les réactions apparentes de l'individu malade, tant que l'*organicisme* triomphant ont dirigé le cours des idées médicales, le traitement marin a joui d'une faveur exceptionnelle.

Mais depuis le jour où l'ère pastorienne a substitué au vieux « coup d'œil médical » des procédés d'exploration d'une précision et d'une rigueur inflexibles, nous avons pris insensiblement l'habitude de considérer comme moins importante, toute science biologique qui n'empruntait pas son éclat à l'éclairage microscopique ou à la couleur des réactifs de laboratoire.

L'emballement pour les théories les plus récentes et la tendance à les adopter de façon exclusive ou tout au moins prépondérante, en faisant table rase des opinions du passé, sont évidemment des faiblesses inhérentes à notre esprit friand de tout ce qui peut sembler une conquête de plus sur le mystère général qui nous étreint de toute part. La médecine est un terrain particulièrement favorable à ce genre de spéculation, sans doute en raison du faible degré de certitude que présentent les conceptions qui nous paraissent les plus définitives.

Mais il ne saurait exister de principes immuables, surtout dans les sciences expérimentales.

Les lois de l'évolution sont universelles. Les récentes expériences d'Yves Delage, à Roscoff, sur la parthénogenèse, de Stéphane Leduc, à Nantes, sur les phénomènes de nutrition, d'organisation et de croissance, viennent de révéler et d'établir, de façon remarquable, la toute puissance des seules forces physiques. Grâce aux travaux de Gibbs, Van t'Hoff, Nernst, Le Châtelier, la frontière si nette qui séparait les phénomènes de cette nature de ceux d'ordre chimique, s'efface chaque jour davantage. Les propriétés de l'air, de l'eau, de la lumière solaire, empruntent aux découvertes modernes une valeur capitale. On s'applique chaque jour en chirurgie, à discipliner, à perfectionner l'emploi de ces agents merveilleux et depuis longtemps, dans la plupart des stations de cure, l'efficacité et la richesse de leurs effets ont rendu indispensable une direction médicale.

A la mer, le bon plaisir seul continue à servir de guide. Cette façon de procéder commune à la clientèle habituelle des plages, s'explique par l'ignorance où l'on se trouve des vertus du climat maritime et par l'habitude prise de les considérer comme indifférentes. Il existe cependant sur les 3000 kilomètres de côtes de notre pays, des ressources aussi précieuses et plus faciles à mettre en œuvre que les « innombrables remèdes dont s'enorgueillit la matière médicale aux flancs des bocaux pharmaceutiques ».

La *cure marine*, la « *thalassothérapie* », néologisme créé en 1867, par le docteur La Bonnardière, d'Arcachon, emprunte son efficacité à l'action du climat et des bains de mer. Sa valeur ne peut être exprimée par une formule unique, car ses effets varient avec le terrain clinique sur lequel elle s'exerce et il n'est personne, comme dit Régis, qui garde vis-à-vis d'elle une neutralité physiologique ; néanmoins il est possible d'établir une moyenne de ses caractères d'ensemble (Lavergne).

Le climat comporte des éléments variables dépendant de la géographie générale de la région, de la latitude, de la topographie locale, de la composition et de la nature du sol et des éléments fixes : les uns caractérisés par les *propriétés physiques* de l'atmosphère, les autres définis par ses propriétés *chimiques et biologiques*.

Densité de l'air marin.

L'air raréfié produit le mal de montagne décrit par Saussure, l'air plus dense se rapproche de l'air comprimé dont Pravaz a dit : « la respiration est plus facile, plus étendue, les efforts musculaires ont plus d'énergie, les fonctions nutritives et éliminatives s'exercent avec plus d'activité ; le rythme du pouls reste stationnaire ou même se ralentit » (Pravaz, p. 365). Un hygiéniste du siècle passé, Tourtelle, résume comme suit la question : « L'air le plus salubre, dit-il, est celui qui n'est ni trop pesant, ni trop léger ; son excès de pesanteur et sa rareté sont également nuisibles. »

Mathieu et Urbain ont démontré que la quantité d'oxygène, fixée par le sang dans les poumons, varie en raison inverse de la température de l'air ambiant, conformément aux lois de l'endosmose des gaz à travers les membranes animales (elle est activée par le froid, diminuée par la chaleur).

De même, d'après la loi de Mariotte, les volumes occupés par une même masse de gaz à température constante sont inversement proportionnels aux pressions. La raréfaction de l'air produite par l'élévation de température et par l'altitude, diminue la quantité d'oxygène contenue dans un litre d'air, les conditions inverses l'augmentent.

On a calculé que, chez l'homme adulte, chaque inspiration introduit dans le poumon environ deux tiers de litre d'air. Il y a, en moyenne, 15 à 18 aspirations par minute, au moins 900 par heure et 21.600 en vingt-quatre heures ; par conséquent 15.000 litres d'air environ traversent les poumons d'un homme adulte en vingt-quatre heures. Cette quantité peut aller à 50.000 par le mouvement.

Comme à 0° C. et 0° altitude un litre d'air contient 30 centigrammes d'oxygène, 4.500 grammes d'oxygène seront introduits dans les poumons en vingt-quatre heures avec les 15.000 litres d'air. Or, un cinquième seulement de cet oxygène est absorbé, soit 6 centigrammes par litre d'air, ce qui fait, en 24 heures, 900 grammes d'oxygène.

Il faut, au point de vue de la *température*, distinguer trois zones, sur le littoral de la France.

De Dunkerque à la pointe du Finistère, les brumes sont fréquentes, le soleil brille rarement, la température moyenne est de 10°9.

Sur les côtes de l'Océan, elle est de 12°9, mais ses variations sont peut-être plus inégales, par suite du voisinage du Gulf-Stream en certains points et à cause de la différence topographique des régions qui s'étendent du Morbihan à l'Adour.

Certaines stations comme Saint-Trojan, dans l'île d'Oléron, Arcachon, en bordure des Landes, ont le privilège d'être abritées par des forêts de pins, mais la plupart des plages des îles, celles de la Vendée, de la Charente et de la Gascogne (Les Sables-d'Olonne, La Rochelle, Châtelaillon, Fouras, Soulac-sur-Mer, Biarritz, etc.), sont découvertes et fortement ventilées.

Le rivage de la Méditerranée n'aurait rien à envier aux plages les plus favorisées de l'Italie, n'était le mistral qui souffle fort en certains points. Ajoutons qu'on ne le sent pas partout. Au Sanatorium de Giens, dans certaines villes (celle de la Riviera), le vent est à peu près complètement absent. L'air plutôt sec (surtout en hiver) est influencé dans une faible mesure par le voisinage de la mer. Ce n'est pas le voisinage de la mer qui crée les conditions uniques de ce climat. Le voisinage des montagnes y entre pour une majeure part. Elles enserrent certains districts (Menton), suppriment le vent du Nord, assurent ainsi une température plus élevée et, condensant l'humidité sur leurs sommets, suppriment les brouillards (de Langenhagen). D'après Rochard, cette plage convient à tous les scrofuleux, à ceux surtout qui sont trop faibles pour supporter ailleurs la médication maritime.

Depuis quelques années, les ascensions aérostatiques, les ballons-sondes et les cerfs-volants, ont beaucoup contribué à éclaircir la question de la distribution des températures dans l'atmosphère.

Les stations météorologiques se chargeant des sondages aériens (Blue-Hill, Trappes, Halde, Tegel, etc.), ont fourni de précieux renseignements, confirmant ceux qu'on avait déjà tirés des observations recueillies au sommet de la tour Eiffel.

On admet généralement que la température de l'air décroit en moyenne de 1° par 180 mètres d'élévation, ou de 5°6 par 1000 mètres ; on constate parfois, dans les couches basses, un décroissement initial très rapide de plus de 10° par 1000 mètres à partir du sol et d'autres fois un renversement de cette formule.

Les séries très nombreuses qui ont été discutées par M. Teisserenc de Bort, prouvent que, dans les couches basses, le décroissement est, en général, très faible surtout pendant la nuit et que l'inversion s'y produit d'une manière assez régulière.

Dans les couches comprises entre 5 kilomètres et 11 kilomètres le décroissement est, au contraire, très rapide ; au-dessus on rencontre une zone où la température cesse de décroître et qui semble s'étendre au moins jusqu'à 16 kilomètres. Dans cette région, le froid est très vif, la température s'éloigne peu de 60° au-dessous de zéro.

La *pureté de l'air marin* est considérable ; l'alhéhyde formique en est absent (A. Lévy et Henriet). Il contient peu de poussières organiques et de bactéries ; tandis qu'à Paris la moyenne des spores est de 14.000 par mètre cube, sur le littoral elle n'est que de 3.000 et à 100 kilomètres des côtes, d'après Miquel et Moreau, elle n'atteindrait pas le chiffre 1. « La mer peut être considérée comme le tombeau des moisissures et des schizophytes aériens ».

En dehors de sa grande pureté au point de vue germes, la seule différence notable entre l'air recueilli sur la mer et celui de l'intérieur des terres est que le premier renferme constamment pendant le jour un peu plus d'oxygène et un peu plus d'acide carbonique que pendant la nuit (B. Lewy *Comptes rendus*, t. XXXIII, p. 347): Cette augmentation est probablement due aux rayons solaires qui font dégager le jour une partie des gaz que l'eau de mer tient en dissolution. Or, cet air est bien plus riche en oxygène et en acide carbonique que l'air atmosphérique.

L'assainissement de l'atmosphère marine est entretenu dans une large mesure par *les vents* qui balayent toutes les impuretés. Ils augmentent la perte de calorique par la peau et les poumons et excitent la thermogénèse qui rétablit l'équilibre de la chaleur. Ils stimulent ainsi l'activité nerveuse des téguments. Tandis que dans le froid à une vaso-constriction passagère succède une vaso-dilatation durable, dans le vent comme dans la douche, les excitations cutanées ne s'épuisent pas ; les variations rapides de température, en soumettant à des excitations brusques et contraires le système vaso-moteur, peuvent, il est vrai, agir d'une manière fâcheuse sur les organes internes et favoriser leur infection. Le refroidissement croît avec la vitesse du vent.

Maurel a montré que les vents (Société de biologie, 6, 20 et 27 février 1909), parcourant de 16 à 20 kilomètres à l'heure, augmentent d'une manière sensible les dépenses de l'organisme ; cette élévation se traduit soit par une augmentation des aliments ingérés si l'alimentation est libre, soit par une diminution du poids, si les animaux restent à leur ration de'ntretien. Avec cette vitesse et malgré l'augmentation des aliments ingérés, les dépenses sont même assez élevées pour que les gains ne puissent équilibrer les pertes.

Le vent frais de faible intensité, est l'excitant le meilleur de la fonction respiratoire : j'ai constaté, après les manœuvres de 1909 et de 1910, que les hommes de deux compagnies du 123e, détachées annuellement à Saint-Martin-de-Ré, présentaient une augmentation de périmètre thoracique bien supérieure, dans l'ensemble, à la moyenne observée chez les soldats restés à La Rochelle et soumis aux mêmes conditions d'entraînement et de régime.

L'*humidité de l'atmosphère marine* retarde l'évaporation et diminue le refroidissement de l'air et du sol. L'air sec active la déshydratation d'un grand nombre de corps. C'est ainsi que dans les altitudes la muqueuse respiratoire subit un véritable dessèchement tarissant, il est vrai, l'expectoration, mais agissant brutalement sur le travail de cicatrisation des lésions.

D'après Lalesque, les secousses de toux sont moindres et la sédation devient générale chez certains bronchitiques traités au bord de la mer.

Les effets de l'humidité chaude sont moins à redouter que ceux de l'humidité froide susceptible d'entraîner (Merklen) des infections grippales d'origine amygdalienne. L'humidité ralentirait les combustions (Cluzet, Ac. des Sciences, 6 avr. 1908.)

Le docteur Knoch, de Dantzig, a établi sur la plage de Zoppot (mer Baltique), en août et septembre 1908, la quantité d'humidité de l'air.

Il a fait passer une quantité d'air mesurée sur du chlorure de calcium calciné et pesé ; la quantité d'eau absorbée fut calculée directement.

L'humidité se montra dépendante de la direction du vent. Les plus grandes quantitées furent obtenues pendant un vent d'une vitesse de 6 mètres à la seconde, venant de la mer; les plus petites par un vent venant du Sud. Les chiffres varient de 0 gr. 712 à 1 gr. 289 d'eau dans un litre d'air et en moyenne 1 gr. 059 sur 100 litres d'air.

Les travaux de Curie, Rutherford, Ramsay, etc., ont prouvé que l'atmosphère possède un certain *pouvoir radio-actif* facilement mis en évidence par différents procédés ; la pluie, par exemple, entraîne dans sa chute une notable quantité de matières radio-actives de l'atmosphère : si l'on additionne l'eau de pluie de chlorure de baryum et qu'on précipite ensuite le baryum à l'état de sulfate par un peu d'acide sulfurique, on obtient un résidu de sulfate de baryte très radio-actif. La neige possède, elle aussi, une radio-activité que l'on peut mettre en évidence de la même façon. Dans les grottes et les cavernes, l'air est généralement fortement radio-actif, et l'est d'autant plus que la caverne est plus profonde. Enfin, les eaux thermales, les gaz extraits du sol, sont fortement radio-actifs. On est donc amené à admettre que la radio-activité de l'atmosphère provient des émanations actives qui s'exhalent des interstices du sol, des lithoclases, de la mer, des eaux thermales et des sources diverses qui amènent à la surface les eaux et les gaz des régions profondes.

M. Eve est parvenu à déterminer, par une méthode

précise, qu'un kilomètre cube d'air contiendrait en moyenne, à Montréal, une radio-activité induite comparable en activité à celle qu'exercerait 0 gr. 56 de bromure de radium pur. D'après cela, l'activité totale de l'atmosphère serait égale à celle de 400 tonnes de bromure de radium pur. Mais pour produire une quantité d'émanation capable d'une telle activité induite, Rutherford a calculé qu'il faut que 300 millions de tonnes de sel de radium pur soient placées dans des conditions telles que l'émanation qu'elles forment puisse s'exhaler dans l'atmosphère !

Les expériences de Curie ont prouvé que 1 gr. de bromure de radium peut dégager 100 calories par heure ; d'autre part, Rutherford a montré que l'émanation produite par 1 gr. de radium dégage, au cours de la totalité de ses transformations, 10.000 calories. En appliquant ces données à la masse de radium déterminée plus haut, on obtient pour l'écorce du globe une quantité de chaleur égale à 30 quatrillions de petites calories dégagées par heure. D'autre part, l'émanation totale de cette même masse libérerait, au cours des cycles complets de ses transformations, une quantité d'énergie égale à 3 quintillions.

Ozone.

Casse attribue à l'ozone les rhumes et les affections des bronches qui se déclarent peu après l'arrivée à la mer en même temps que l'accroissement de l'appétit et une circulation du sang plus intense.

On a établi avec certitude son pouvoir oxydant et désinfectant supérieur à celui de l'oxygène. L'ozone est capable de détruire et d'empêcher le développement de bactéries qui se trouvent dans les liquides en décomposition, les eaux stagnantes et souillées.

L'air contenant de l'ozone stérilise aussi les viandes et les empêche de se putréfier.

D'après les essais de Flügges, une grande quantité d'ozone artificiel respiré provoque dans l'organisme des tressaillements des muscles, de l'excitation des muqueuses des organes respiratoires. Binz a trouvé au cours de ses recherches expérimentales que lorsque l'air contient une grande quantité d'ozone, il exerce une influence considérable sur le système nerveux se traduisant par une inclination à la somnolence, une diminution de la respiration, et un battement plus rapide du pouls.

L'ozone est surtout produit par les décharges électriques en temps d'orage et par l'effet de l'évaporation de l'eau sous l'influence des radiations ultra-violettes. (Henriet et Bonyssy, Acad. des sciences, mai 1908).

La quantité d'ozone contenue dans l'air a été évaluée de 2 à 3 milligrammes par 100^{m} 3, à une assez grande hauteur ; le malade sur une plage n'en consommerait que 0 mgr 45 en 24 heures, en admettant une absorption d'air de 15 mètres cubes.

Il y a le plus d'ozone dans l'air quand il pleut, qu'il fait du vent, qu'il neige, pendant les orages et surtout au printemps ; il y en a le moins en automne à cause de l'apparition moins fréquente et moins prolongée du soleil et quand il n'y a pas de vent. (Mouton de la Haye, Werhaege, Benocke).

Tous les savants français affirment que les vents du sud et de l'ouest élèvent le contenu d'ozone de l'air.

Iode

On sait d'après Chatin que l'air contiendrait 1/80 à 1/200 de milligramme d'iode par 10 mètres cubes d'air.

Les recherches du professeur Gautier, de Duphil, à Arcachon, ont prouvé que l'air marin en pleine mer et sur les côtes contient 13 fois plus d'iode en suspension que l'air des villes. Cet iode n'est isolable que sous forme organisée et peut être transporté au loin. On connaît l'activité de cette substance à dose impondérable dans l'organisme. Grâce à sa présence, l'air marin jouit de propriétés toniques particulières.

A. Robin a constaté à Berk-sur-Mer des traces de *silice* dans l'air marin. Or comme le tissu osseux dans certaines infections peut perdre jusqu'à 42 % des matières minérales qui entrent dans sa composition, on comprend l'influence de cet agent sur les conditions de restauration du terrain tuberculisé.

Chlorure de sodium dans l'air marin.

En matière scientifique, la vérité d'hier peut toujours être l'erreur de demain et le médecin, plus que quiconque, doit faire preuve de discernement.

L'histoire de la colique saturnine, par exemple, est tout à fait humiliante pour nos aînés. Depuis l'antiquité, la colique de plomb était définie. Au XVIIe siècle, une intoxication saturnine sévit sur un grand nombre de personnes dans le Poitou. Le meilleur remède trouvé contre cette affection jugée contagieuse, fut la dénomination de colique du Poitou. Même intoxication en Angleterre, un siècle après ; il s'agissait d'un empoisonnement par le cidre *adouci* avec de la litharge : l'affection fut appelée colique du Devonshire, du nom de la province où elle sévissait. Peu de temps après, apparaissait la colique de Madrid, ainsi dénommée pour des raisons analogues. A la fin du XVIIIe siécle, Baker, en Angleterre, Bouvart et Tronchin, en France, démontrent que ces pseudo-épidémies ont pour cause l'intoxication saturnine ; leurs mémoires sont publiés, portés aux quatre coins de l'univers. Au XIXe siècle apparaît la colique des vaisseaux, des officiers de marine, qui ne fut rapportée à sa cause spécifique, le plomb, qu'en 1860 par Lefèvre.

Quelques erreurs ont encore cours aujourd'hui, qui remontent à Averrhoës, au XIIe siècle (Mac-Auliffe).

C'est ainsi que ces dernières années, au cours d'une

discussion à la Société de médecine interne de Berlin, M. Lindemann, parlant de l'action excitante de l'air marin, déclarait sans soulever de protestation que le sel contenu dans cette atmosphère en explique les effets.

D'après les monographies remarquables publiées par le professeur Achard, sur le rôle de cet agent dans l'économie, on sait qu'appliqué en nature à l'état cristallin sur les muqueuses, le sel s'y dissout aussitôt à saturation et y produit suivant le degré de protection de ces membranes une irritation due à l'hypertonie et constituant une forme de révulsion.

La détermination locale d'un afflux d'eau par suite de ses propriétés osmotiques expliquerait la diminution de pression sanguine consécutive à son application. Sur la peau, il produirait une certaine excitation, et, suivant le centre excité, on obtiendrait un réflexe vomitif, purgatif, sternutatoire, ou une démangeaison.

Il est difficile d'obtenir par des raisons d'ordre physiologique et pathologique la preuve de la présence ou de l'absence de sel dans l'air.

La teneur saline des humeurs animales se maintient fixe (8/1000), en dépit des pertes continuelles subies du fait de l'excrétion et de l'action du milieu extérieur. M. Quinton a récemment repris et brillamment développé cette hypothèse apportée par Bunge à l'appui de l'origine marine ancestrale de la vie animale.

« Le sel, dit le professeur Dastre, remplit dans l'organisme un rôle purement osmotique, rôle à la fois très important et très modeste. Les molécules font nombre dans le liquide sanguin pour neutraliser le danger que ferait courir à la société cellulaire qui compose notre corps, un milieu trop concentré ou trop dilué. Une très petite partie (sel nutritif) intervient dans le chimisme des échanges ; le reste figure seulement dans les cérémonies vitales sans y participer activement. La solution salée sort avec les excrétions dont elle forme la masse inerte dans le même état qu'elle avait en entrant. Et en quittant l'organisme, inaltérée, elle ne lui rend pas moins le dernier service d'entraîner avec elle la tourbe des échecs sociaux. »

La ration d'entretien de sel pour l'homme a été fixée à 2 gr. ; la ration de luxe peut s'élever jusqu'à 20 gr. Au-dessus de cette dose seulement, les voies d'élimination ordinaire deviennent insuffisantes et l'auto-intoxication et les œdèmes apparaissent. Je ne sache pas que la rétention chlorurée soit plus fréquente parmi les populations du littoral. L'évolution des maladies infectieuses (pneumonie et fièvre typhoïde) ne paraît pas non plus influencée par l'abondance de ce corps chimique (expériences de Gilbert et Carnot, de H. Vincent).

L'alimentation riche en chlorure de sodium des pêcheurs excite, il est vrai, leur secrétion chlorhydrique, mais d'après Gariel et Dopper, elle aurait peu d'action sur leurs échanges organiques.

Comme l'a montré Péligot (*C. R. de l'Acad. des sciences*, 1867, t. LXIX, p. 1269), les végétaux croissant près de la mer renferment une proportion de soude relativement élevée. Mais l'humidité continuelle environnante, les infiltrations souterraines favorisent leur développement et augmentent le taux de cette base dans leurs racines à un degré beaucoup plus considérable, je crois, que celui dû au dépôt mécanique de chlorure de sodium à leur surface.

Les herbes fourragères à proximité des rivages maritimes qui sont continuellement arrosées par les embruns sont courtes, flétries, jaunes et présentent un aspect brûlé. Au contraire, les « prés salés », situés à de plus grandes distances de la côte, accusent une fertilité extraordinaire. L'expérience classique de l'*Aspergillus Niger* de Raulin a rendu compte depuis longtemps de l'effet des doses impondérables de minéraux sur les milieux nutritifs.

Les pluies, au voisinage de la mer, ramènent sur le sol une quantité peu élevée de sel. Is. Pierre (*Diction. de Chimie* de Wurtz) a calculé qu'un hectare de terre près de Caen reçoit en un an par les pluies 59 kilogrammes de chlorures, dont 44 de NaCl. Les analyses de Passerini (*Ann. agron.*, 1895, p. 399) sur l'eau de pluie recueillie à Livourne au bord de la mer donne 0 gr. 19 de NaCl, tandis que celles de Muntz (*C. R. de l'Acad. des sciences*, 1891, t. CXII, p. 447), sur l'eau de pluie recueillie loin de la mer sur une haute montagne, le pic du Midi, ne donnent que 0 gr. 00034 par litre. D'après de Lapparent, la proportion moyenne de NaCl dans les eaux pluviales maritimes est évaluée en Angleterre à 2 millioniemes par litre. D'après Houzel (Boulogne-sur-Mer), l'eau de pluie des pays maritimes contiendrait 0,40 ctgr de chlorure de sodium par 1.000 litres d'eau.

Pourtant disent nombre de gens sur les rives de la mer, les téguments sont souvent imprégnés de sel. Il est certain que l'état hygrométrique et la ventilation de l'atmosphère marine peuvent, par leur influence sur l'évaporation et la perspiration cutanée, faire secréter la sueur en plus grande quantité et donner un goût salé à la peau. Mais en dehors des bains, et de la projection d'embruns sur le visage, malgré de nombreuses promenades en mer, je n'ai jamais ressenti cette sensation gustative.

Fresnel a évalué à 275 kilogrammes par mètre carré la plus forte pression dont le vent soit susceptible. Or la vitesse des vents moyens est de 4 à 15 mètres par seconde, ce qui entraîne une pression de 1 à 15 kilos par mètre carré, incapable d'entraîner bien loin l'eau de mer et ses sels (Mac-Auliffe).

Le professeur Armand Gautier, en 1899, a effectué des analyses de l'air marin au phare de Roche-Douvres, à l'entrée de la Manche, au N.-E. de Brest, à 50 kilomètres des côtes. Les appareils étaient posés sur une plate-forme surplombant de 9 mètres le niveau de l'eau. Gautier trouva, par une forte brise O.-N.-O., 0 milligr.

022 millièmes de milligramme par litre d'air. Cette petite quantité de sel marin est, dit-il, un maximum. Il les a renouvelées en 1903, à l'embouchure de la Gironde. Les constatations furent identiques. Duphil, qui opérait ses dosages sur la plage d'Arcachon et dans la forêt qui borde cette plage, à une distance de 100 mètres au plus, *n'a pu trouver trace de sel à la lisière de la forêt*, le temps étant beau et sec et le vent soufflant de terre (E.-N.-E). A 20 mètres du rivage il a constaté de 2 à 15 milligrammes par mètre cube.

Or, un adulte inspirant seize fois par minute (Paul Bert) absorbe à chaque inspiration un volume d'air égal à 500 centimètres cubes (Beaunis). En supposant qu'il se promène (!), par tempête et pluie avec vent propice, à moins de 100 mètres de la mer, c'est-à-dire dans les conditions les plus favorables à l'imprégnation, il fera passer, dans ses voies respiratoires, si j'en crois les dosages de Duphil, d'Arcachon, *un décigramme* de chlorure de sodium par vingt-quatre heures. « C'est bien peu dit Lalesque, pour tant d'effets proclamés. »

D'ailleurs il faudrait admettre que cette minime dose arrivât en totalité jusqu'aux alvéoles pulmonaires ; ce qui n'est pas. Le sel *tenu en suspension* dans la buée enlevée à la crête des vagues, se précipite et s'arrête à la surface de la peau ou des muqueuses qu'il rencontre (lèvres, langue, nez). D'où une importante soustraction.

D'autre part, nous savons (une communication de MM. Maget et Planté, à l'Académie de médecine, l'a confirmé) que l'absorption, par les voies respiratoires, des liquides pulvérisés ne dépasse pas l'éperon bronchique.

Cany, de la Bourboule, a fait remarquer que, dans les salles d'inhalation et de humage des stations thermales, de bons effets thérapeutiques ne sont obtenus qu'avec une brûmification de l'eau sous une pression de 80 atmosphères (Acad. des Sciences, 22 mars 1909).

Il est clair, comme l'ont remarqué Pline l'Ancien et Bertrand en 1721, dit André Claisse de Biarritz, que ce n'est pas en s'évaporant que l'eau de mer entraîne les sels qu'elle renferme à l'état de dissolution, car, par l'évaporation se produisent des vapeurs d'eau absolument pure, formant nuages, brouillards ou simple humidité atmosphérique, d'où résultent rosées ou pluies « douces et insipides ». De par leur agitation permanente, les flots, en s'entrechoquant, se pulvérisent et la *poussière marine* s'élève au-dessus d'eux et est emportée par le vent, poussière ou buée formée de gouttelettes minuscules ayant la même composition chimique que l'eau même de la mer. »

Mais à mon avis, la force dela pesanteur, les lois de l'évaporation doivent abréger singulièrement le trajet aérien de la goutte d'eau salée. Claisse fixe à 500 mètres du rivage la limite extrême de son parcours atmosphérique.

J'ai répété ses expériences qualitatives sur les côtes de l'Ile d'Aix par temps calme et agité, par tous les vents, quand il y avait du brouillard et de la rosée, depuis 1 mètre jusqu'à 20 mètres au-dessus du niveau de la mer, et à toutes les distances du rivage comprises entre 1 mètre et 500 mètres, jamais je ne suis parvenu à faire apparaître, avec le nitrate d'argent, sur les nombreuses plaques de verre soumises à l'action de l'air et imprégnées seulement de vapeur d'eau et non de gouttelettes, la tache blanche vérificatrice du chlorure de sodium.

Le contenu de l'air en chlorure de sodium a été établi de la manière suivante par le docteur Knoch, sur la plage de Zopoth en 1908 : une grande quantité d'air a traversé une certaine quantité d'eau délivrée de chlorure de sodium et la quantité de sodium maintenue par l'eau a pu être fixée. Mais la quantité de NaCl contenue dans 100 litres d'air est si faible qu'une solution colloïdale n'amène aucune réaction. Cependant à l'aide de l'appareil spectral, on a pu fixer avec exactitude la quantité de NaCl retenue.

0 mg 001.462 était contenu dans 100 litres d'air.

Il faut donc admettre les conclusions du docteur Hennig. de Kœnigsberg, chargé d'un rapport sur les divers éléments tenus en suspension dans l'air marin (4e congrès de thalassothérapie à Abbazia). La majorité des savants français et étrangers qui se sont occupés de la question, disait-il, contestent la présence du chlorure de sodium dans l'atmosphère marine au-delà de 100 mètres du rivage et lui refusent toute valeur thérapeutique.

Il est difficile d'établir la part exacte des divers éléments qui entrent en jeu dans les réactions atmosphériques. Aussi la phrase de la notice n° 18 du règlement sur le service de santé, où il est dit que « l'atmosphère marine est saturée de chlorure de sodium » me paraît inapplicable à la généralité des faits observés.

Les expériences de Courlier, puis celles d'Aitken, de Mélander, etc..., ont montré que, d'une manière générale, la condensation de la vapeur d'eau dans l'air saturé ne se produit pas en dehors de la présence de quelque « noyau » solide, de « surface libre », préexistant et que les corpuscules de toutes sortes en suspension dans l'atmosphère, les poussières, constituent des centres de condensation.

E. Mascart a constaté, en outre, que certains corps, tels que le gaz ozone et les corps nitrés, peuvent à eux seuls provoquer la formation des buées. De son côté, Helmholtz a montré que l'électricité exerce aussi une influence sur la condensation de la vapeur d'eau.

Les phénomènes de dissolution et de combinaison sont liés par une chaîne continue qu'il est impossible de rompre en un seul point et le mécanisme de bien des transformations nous échappe, surtout dans le champ extérieur perpétuellement bouleversé.

La force élastique de l'air, la tension de la vapeur d'eau, les températures de fusion, d'ébullition, de congélation, de vaporisation des corps qu'elle peut tenir en suspension, leur indice de refraction, leur système de cristallisation, leur pouvoir diélectrique, leur résistance électrique, la quantité de calories qu'ils dégagent, à l'état solide ou liquide, toutes ces propriétés physico-chimiques doivent être une à une appréciées pour parvenir à la solution exacte du problème.

Les théories actuelles sur la constitution de la matière, permettent d'affirmer que les sensations olfactives sont dues au transport de molécules des corps sur la muqueuse pituitaire (Tyndall). Il est regrettable que le sel dissous ne dégage aucune odeur. Peut-être pourrait-on, de la sorte, être mieux renseigné sur les conditions météorologiques favorables à sa propagation. Il est permis de supposer, toutefois, que c'est au moment où les plantes marines (algues et fucus du rivage) dégagent le plus de senteur, c'est-à-dire par les vents d'ouest, au crépuscule, pendant la nuit, par les temps sombres et quand l'état hygrométrique très élevé facilite leur transsudation, que sa présence dans l'air est la plus considérable.

Dans une salle où existait un ventilateur électrique, j'ai essayé de constater s'il ne serait pas possible d'obtenir quelques indications sur les rapports qui peuvent s'établir entre la sécheresse, l'humidité, l'ensoleillement, le calme et l'agitation de l'air et sa teneur artificielle en chlorure de sodium.

Les obligations de mon métier ne m'ont pas permis de mener à bonne fin ces recherches.

Il m'a semblé, cependant, que de fines pulvérisations d'eau salée à 28 p. 1000, abandonnées, dans un local clos et non ventilé, à l'action de la pesanteur au sommet d'une raie de soleil, donnaient dans la solution de nitrate d'argent à 1 pour 1000 disposée sur le plancher, un précipité moins complet et obtenu moins rapidement que lorsque la même expérience était reproduite à l'ombre et dans une atmosphère humide.

Ces résultats ne pourraient-ils pas être interprétés comme la preuve grossière d'une dissociation ionique plus complète du chlorure de sodium sous l'influence des radiations ultra-violettes ? Dans le choc des vagues l'ion métalloïde serait libéré de sa charge négative électrique (Hertz) et cette réaction infinitésimale, source d'électricité atmosphérique, pourrait constituer aussi une des origines du chlore et des corps oxydants répandus dans l'air marin.

Tous ces phénomènes s'entourent d'un mystère impénétrable et cette simple hypothèse mal vérifiée ne saurait suffire pour établir la loi de leur succession. Toutefois il n'est pas inutile de rappeler que MM. Berthelot et Gaudechon par des expériences récentes ont pu réaliser, sous l'influence des rayons chimiques ultra-violets, de très intéressantes synthèses des composés ternaires et quaternaires du carbone, en partant de l'acide carbonique et de la vapeur d'eau. Ils ont pu effectuer la décomposition de la molécule de gaz ammoniac en azote et hydrogène, l'hydrogène étant oxydé pour donner de l'eau. L'acétylène a pu être oxydé par l'oxygène pour donner Co, Co^2 et de l'acide formique. Or l'aldéhyde formique par sa condensation donne le sucre et l'amidon et l'acide formique est le point de départ des substances albuminoïdes base du protoplasma de la matière vivante.

Lumière solaire.

A la théorie de l'émission de Newton, des radiations de Huyghens, de la polarisation rotatoire de Faraday, Maxwell en 1868, pour expliquer la nature intime de la lumière solaire, substitua la synthèse de l'analogie électro-magnétique.

On admet aujourd'hui qu'il y a identité d'action entre les rayons ultra-violets dont la longueur d'onde est inférieure à 392 μ, l'effluve électrique et les rayons X.

Chez les animaux et chez les plantes, ce sont les radiations caloriques et lumineuses, c'est-à-dire infra-rouges et spectrales qui semblent le plus utiles à l'entretien de la vi e (Edwards, Flammarion, Moleschott). Chez l'homme, les rayons rouges activent la circulation superficielle, les rayons jaunes pénètrent plus profondément, les rayons bleus et violets ralentissent le cours du sang et décongestionnent.

L'action bienfaisante de la lumière rouge dans les éruptions cutanées (rougeole, variole), s'expliquerait par une sorte de photothérapie négative. La lumière rouge est excitante du système nerveux (Ferré). Au contraire, la coloration verte réfléchie par les flots ou les montagnes exerce une action tonique et calmante.

Dans le traitement des affections douloureuses, des névralgies rebelles, des douleurs fulgurantes des tabétiques, des gastralgies, etc..., on a utilisé très efficacement l'action sédative de la lumière bleue, en projetant à l'aide d'une lampe à arc munie d'un réflecteur parabolique, des rayons lumineux qui traversent des écrans bleus. Pour intercepter les rayons calorifiques, on place entre la source de lumière et l'écran coloré une cuve de verre à faces parallèles où on établit une circulation d'eau.

Les radiations chimiques auraient une action plutôt fâcheuse sur la vitalité des tissus (Pellagre de Bouchard, Moeller, Finsen 1893, thérapeutique des néoplasmes). Et c'est à cette nocivité pour le protoplasma que la lumière devrait ses propriétés bactéricides (Duclaux, Thévenot et Nogier, Cooper-Hewitt, Kromayer). Les végétaux se protègent contre cette action par la chlorophylle, les animaux par des plumes ou poils diversement colorés, l'homme par le pigment foncé de son épiderme.

C'est ainsi que le premier degré de l'inflammation, en produisant superficiellement une coloration rouge qui absorbe les rayons chimiques, constitue un excellent procédé de défense de l'organisme.

L'eau de mer absorbe les rayons ultra-rouges calorifiques et réfléchit les autres.

Sous l'influence de la lumière solaire, la sensibilité à la pression et la sensibilité au froid et à la chaleur sont diminuées de telle sorte que les spasmes vasculaires réflexes naissent plus difficilement ; c'est ce que traduit la disposition moindre des personnes qui vivent au grand air à se refroidir et à prendre des rhumes.

La disposition abondante des granules pigmentaires dans le réticulum de Malpighi, joue le rôle d'un coussin entre les excitations externes et les corpuscules sensitifs qui se trouvent dans les papilles du derme. Les malades du système nerveux peuvent tirer bénéfice de ce fait. L'énergie des rayons solaires est d'autant plus considérable qu'il y a moins de vapeur d'eau, de poussières et moins de réfraction. Les ondulations du sable offrent des surfaces plus perpendiculaires qui absorbent beaucoup la chaleur.

C'est avec raison que l'on envisage la pigmentation ascendante, comme l'expression d'une force de résistance élevée de la peau et comme signe d'une cure réussie.

Le bain de sable par sa température de 40-50° agit comme un bon diaphorétique et comme un puissant stimulant de la peau par les aiguilles pointues des cristaux de quarzite.

Bains de lumière.

Bien qu'on en ait dit, la cure de Rikli, simple charlatan de village, à Veldes en Carniole (Autriche), n'était pas basée sur l'action des rayons chimiques du spectre, mais, comme celle de Kneipp à l'origine, sur l'action alternative du chaud et du froid. Cependant que

Priessnitz et Kneipp usaient de l'eau pour obtenir cette dernière, Rikli, plus avisé dans une certaine mesure, employait l'air, agent beaucoup moins actif. L'air possède, en effet, un pouvoir conducteur du calorique 4 fois 1/2 moindre que celui de l'eau et sa chaleur spécifique (0,26) est 770 fois moindre que celle de ce liquide. D'où, comme le fait remarquer Sandoz, pour obtenir le même degré de réfrigération il faut s'exposer 20 à 30 fois plus longtemps à l'air qu'à l'eau, à la même température. C'est ainsi qu'un bain atmosphérique, de courte durée et de température moyenne, constitue une excitation modérée, infiniment moins brutale et rapide qu'un bain d'eau froide ou chaude.

A Veldes, le malade, *entièrement nu*, sortait tous les matins, de bonne heure.

La nuit, les malades dormaient dans des huttes quadrangulaires (*Lufthütte*), à trois parois seulement et à trappe mobile, pour assurer une ventilation continue et efficace.

Cette thérapeutique eut un succès prodigieux ; bientôt Rikli eut des imitateurs « officiels » : Schwenninger fit établir pour cette cure un enclos dans les jardins de l'hôpital de Gross-Lichterfeld, et Brieger a fait aménager une terrasse pour les bains de soleil sur le toit de l'Institut hydrothérapique de la Faculté de Berlin.

La lumière en produisant la sudation, décongestionne les tissus et accélère les échanges nutritifs.

Action du climat marin.

Le climat marin comporte donc des *éléments sédatifs* constitués par la pureté, la densité atmosphérique, la stabilité hygrométrique et thermique et des *éléments excitants*, stimulants tels que la ventilation, la vague, la luminosité, l'ozone.

L'influence psychique de la mer n'est pas négligeable. Sans doute tout le monde ne sait pas comprendre ce que nous dit le vent qui passe sous les étoiles et ce que chante loin des plages la vague solitaire de l'Océan. Mais il n'est personne qui reste insensible à la variété infinie des mouvements des flots et à la délicate mobilité de leurs nuances.

Le climat marin augmente l'appétit, diminue d'abord puis fait élever ensuite le *poids du corps*. Sous son influence, les mouvements du *cœur* et de la *respiration* se ralentissent. La *perspiration cutanée* et la *diurèse* augmenteraient, la *puissance musculaire* s'accroît, le nombre des *hématies* s'élève.

Les modifications nutritives suivantes se dégagent nettement des expériences faites par A. Robin et M. Binet et communiquées au congrès international de thalassothérapie à Biarritz (1903).

a) Les *échanges généraux* augmentent en bloc, et cette augmentation porte, pour une forte part, sur les *échanges azotés*.

b) La *déminéralisation totale* diminue, ainsi que la

quantité de matière inorganique nécessaire pour la mobilisation de l'azote organique. Cette diminution porte surtout sur la déminéralisation des protoplasmas ;

c) L'évolution des *matières ternaires* est plus satisfaisante ;

d) L'*acide urique* diminue ;

e) L'utilisation du *phosphore* alimentaire est meilleure;

f) L'accroissement du rapport de l'acide phosphorique lié aux terres à l'acide phosphorique total semble indiquer des échanges plus actifs dans les *systèmes nerveux et osseux ;*

g) La *solubilisation de l'acide urique* est améliorée ;

h) La *consommation des matières albuminoïdes* augmente très notablement et dépend, non d'une plus grande usure organique, mais bien d'une meilleure assimilation de ces principes.

Bains de mer.

Les principaux facteurs dont il faut tenir compte dans l'administration des bains de mer, dépendent :

1° De l'eau ;

2° De l'atmosphère ;

3° De l'individu.

La *température* de l'eau de mer varie suivant les latitudes et les saisons.

De juillet à septembre, la Méditerranée a 22° à 27° ; l'Atlantique, 21° à 23° ; la Manche, 18° ; la Mer du Nord, 16° ; la Baltique, 15°.

Elle est plus élevée de midi à 6 heures du soir et au moment de la pleine mer, car elle s'est échauffée aux dépens du sol. A partir de 25 mètres du rivage et à une profondeur de 10 mètres, elle a une température uniforme. L'agitation des flots la refroidit, mais plus lentement que l'eau douce, en raison de sa *densité* (1020).

La température de la mer décroît à partir de la surface. A l'équateur, dans l'océan Atlantique, on trouve 26° à la surface, 10° à 500 mètres et au fond, à 5.000 mètres, à peu près 0°.

On ne saurait établir une loi de la variation de la température avec la profondeur, mais on peut noter que, dans les eaux en communication directe avec les mers polaires, la température est d'environ 4° à 1.000 mètres de profondeur.

Les mers fermées se comportent différemment ; ainsi la Méditerranée a une température variable à la surface, selon les saisons ; mais au-dessous de 200 mètres et jusqu'au fond, c'est-à-dire à plus de 2.000 mètres, la température reste constante et est d'environ 13°. Cette température est celle de la surface en hiver, dans une partie de son étendue. Le fond de la Méditerranée est plus chaud de 10° que celui situé à la même profondeur dans l'océan Atlantique.

D'après Houzel, de Boulogne, quand la mer monte elle absorbe la chaleur du sable et sa température peut s'élever de 2 à 6°. Ceux qui ont besoin d'une excitation puissante, doivent prendre leur bain à marée basse, de

15 à 20° ; au contraire, les personnes délicates doivent prendre le bain à la pleine mer (22° à 26°).

L'eau de mer *renferme des sels* en quantité variable ; sa teneur en principes dissous varie de 32,65 pour 1000, à 38,27 pour 1000.

C'est l'océan Atlantique qui en contient le plus, puis la Méditerranée, ensuite la mer du Nord et enfin la mer Baltique. Ceux-ci sont constitués par des sels (chlorures de sodium et de magnésium, sulfates de soude et de chaux, carbonates alcalins, iodures et bromures), et par des matières organiques et organisées.

Le professeur Garrigou, de Toulouse, a signalé un des premiers des traces infinitésimales de divers métaux.

Les quantités de parties solides trouvées par le docteur Knoch, de Dantzig, dans la mer Baltique (communication au congrès d'Abbazia, 1908), furent les suivantes :

	gr. dans 100 gr. d'eau
Chlorure de sodium (NaCl)	0,5270
— de magnésium ($MgCl^2$)	0,0703
Sulfate de magnésium ($MgSO^4$)	0,0265
— de calcium (SO^4Ca)	0,0437
Carbonate de magnésium ($MgCO^3$)	0,0041
Totalité des matières dissoutes	0,6716
Dont les chlorures se montent à	0,5973

Les recherches de Bergman, Marcel, Lagrange et Vogel, Schweitzer, Reynault, Wurz, dans l'océan Atlantique et de Lagrange et Vogel, Laurent, Nœglio et Wurz dans la Méditerranée, démontrent que l'on n'a trouvé de brome que deux fois, en très petite quantité, dans l'Océan (0,02 pour 1.000 d'eau) et une fois dans la Méditerranée, l'iode, une fois dans l'Océan, et deux fois dans la Méditerranée et seulement par l'analyse spectrale.

Le chlorure de sodium, dont la physiologie a nettement établi l'action sur les phénomènes de la nutrition, par la manière dont il favorise, dans le sérum du sang, le conflit de l'oxygène avec les globules rouges ; le chlorure de calcium, remarquable surtout par son action stimulante sur les glandes lymphatiques ; le chlorure de potassium, qui augmente, pour Gubler, la combustion respiratoire des tissus musculaires et, par conséquent, leur contractilité ; les iodures, précieux par leurs propriétés altérantes et résolutives ; les bromures, dont la réputation comme sédatifs du système nerveux n'est plus à faire, ont fait utiliser, autrefois, l'eau de mer comme reconstituant alimentaire.

Ses propriétés laxatives atténuées, ne sont plus utilisées aujourd'hui.

L'*injection sous-cutanée est préférable* et encore ne faut-il point trop s'empresser de généraliser les heureux effets de cette méthode.

La *pureté bactériologique* de l'eau de mer a été trouvée absolue à 15 et 20 kilomètres des côtes. Le docteur Guillemin, de La Rochelle, le médecin-major Sacquépée, au congrès de Rennes, en 1909, et de nombreux auteurs ont publié, sur ce sujet, de probantes communications).

D'après Mouton, *l'odeur* caractéristique de la mer serait due au chlorure de magnésium.

Nous n'entrerons pas dans la discussion qui consiste à savoir si *la peau absorbe les sels de l'eau*. Les expériences de Labatut, de Destot, de Leduc, de Delherm et Laquerrière, sur l'ionothérapie électrique, de Robin et Gauly, à Salies-de-Béarn, sur la concentration saline des liquides dans ses rapports avec *l'osmose organique* paraissent contradictoires.

A la société de Biologie (27 juin 1908), MM. Chiray et A. Lamarre, exposant leurs recherches sur la mutation transcutanée sous l'influence des bains, ont abordé la question des échanges minéraux. Relativement à l'absorption par la peau des sels et substances en solutions hydriques, ils concluent de leurs expériences que, dans les conditions normales, la peau est, comme l'ont montré d'autres auteurs, à peu près imperméable. Mais, dans une seconde série de recherches, ils posent la question de l'élimination des substances minérales par la peau sous l'influence des bains. Ils constatent que, dans certaines conditions et en appliquant les lois précédemment établies par eux, on peut observer que la peau joue le rôle d'un émonctoire puissant. L'expérience principale est la suivante :

Un sujet ayant absorbé 5 grammes d'iodure de sodium est placé dans un bain d'eau très légère et très peu minéralisée. Il reste quarante minutes dans ce bain à 38 ou 39°. Au bout de ce temps, l'eau du bain contient presque la totalité de l'iode absorbé. La peau a donc éliminé l'iode alors que, d'après les travaux récents, elle semble à l'état normal presque incapable de le laisser passer.

Les *mouvements* de l'eau sont constitués par les *courants*, les *marées* et les *vagues*.

Le *choc des vagues* (Wellenschlag), favorise la perte de calorique par le renouvellement des couches d'eau en contact et facilite l'imbibition de l'épiderme, par une sorte de frottement. Il force les muscles à se contracter périodiquement sous l'influence des secousses répétées et cette percussion continuelle excite la circulation de la peau.

Nous avons déjà vu que le *vent* facilitait l'évaporation cutanée et augmentait la soustraction de calorique; donc, moins il soufflera, plus le bain pourra durer.

Les conditions inhérentes au *baigneur* ne sont pas moins nombreuses et différentes que celles tenant au bain. Chaque baigneur a, en effet, sa limite propre (Drouineau) quant à son âge, son sexe, sa constitution.

Chez les enfants, les adolescents et les sujets à complexion délicate, les bains doivent être très courts, surtout au début et ne jamais dépasser 8 minutes. Chez les adultes, la même prudence est indispensable. Quand l'organisme sera habitué à la réaction, la durée pourra être prolongée davantage.

En Allemagne, en Angleterre, en Espagne, dans les

Pays-Bas, les médecins conseillent de ne pas rester longtemps dans l'eau (de 3 à 10 minutes). Pour beaucoup quelques immersions rapides seraient suffisantes.

En France on se montre plus indulgent et certains abusant de cette tolérance se baignent 2 fois par jour. Il peut en résulter des inconvénients.

Un bain est bon, dit le docteur Dutertre, de Boulogne-sur-Mer, lorsqu'aussitôt après, on éprouve une sensation de chaleur agréable.

La plupart des médecins sont d'avis qu'il faut se retirer de l'eau avant le deuxième frisson conformément au précepte d'Avicène « *antequam superveniat horripilatio.* »

J'ai pu me rendre compte qu'il ne peut y avoir sur ce point une règle unique applicable indifféremment à tous.

Il existe à La Rochelle, une école de natation qui fonctionne pour les divers services de la garnison pendant la saison chaude. Nombreuses et variées ont été les réactions qu'il m'a été donné d'observer chez plusieurs soldats. Tantôt, avant le bain, des états d'angoisse motivés par la « phobie » de l'immersion et se traduisant par une pâleur syncopale avec ralentissement du pouls, tantôt des sensations de vertige et de défaillance dues à la réflexion lumineuse ou au contact de l'eau froide, quelquefois, après le bain, des céphalées soudaines et tenaces, de la congestion du visage, le plus souvent des frissons avec tremblements et refroidissement général.

Deux circonstances m'ont paru modifier l'existence de ces symptômes. D'une part l'accoutumance au bain ; d'autre part, la manière de le prendre. La meilleure façon d'entrer dans l'eau est d'y pénétrer rapidement, puis de s'agiter aussitôt en restant immergé jusqu'au cou dans le liquide, car l'exercice qui accroît la chaleur générale du corps permet de lutter contre le refroidissement.

En sortant du bain une promenade modérée est nécessaire pour aider la réaction.

Action des bains de mer.

Le baigneur plongé dans l'eau à 20°, éprouve un frisson initial, il ressent le phénomène de chair de poule, la respiration devient haletante, le cœur bat avec précipitation, les capillaires de la peau se contractent, refoulant le sang dans les organes profonds. Ce stade ne dure guère, l'expansion de la peau se fait bien vite, elle devient turgescente, les pores se dilatent, le spasme respiratoire cesse, la circulation reste cependant toujours un peu plus accélérée qu'à l'état normal. La diurèse augmente sous l'effet du froid, et, par le contact prolongé de l'eau, l'épiderme se ramollit, se débarrasse des produits de l'excrétion cutanée et de toutes les desquamations.

M. A. Robin a démontré l'action sur la nutrition des

bains chlorurés sodiques. Ils augmentent la désassimilation et les oxydations et trouvent donc leurs indications chez les malades dont la nutrition azotée et les oxydations sont en déchéance. M. A. Robin parle en outre d'un troisième effet : une action d'épargne sur les tissus riches en phosphore. De là emploi de la médication dans les affections destructives du système osseux.

Le bain de mer fait baisser la température du corps momentanément et augmente la température centrale qui subit elle aussi une dépression s'il se prolonge.

D'après A. Robin, il serait sédatif des échanges respiratoires.

Dans le *Münchener Médizinische* (Wochenschrift 1909, 26 janvier, p. 171 à 174), R. Beck et N. Dohan (de Vienne) exposent une série de recherches sur les modifications de la *circulation* sous l'influence des bains froids.

Ils ont constaté qu'*après le bain froid*, le cœur a *augmenté* de volume dans 4 des 5 cas, et, dans 3 cas, d'une quantité importante : 1 cent. 4.

En dehors de ces changements de *volume*, des changements de *forme* ont été observés qui partaient surtout de la région supra-cardiaque. Un élargissement de l'ombre supra-cardiaque, léger parfois, mais pouvant atteindre 4 à 5 centimètres, fut noté.

Enfin, les auteurs ont noté des modifications du pouls et de la circulation cutanée, qu'ils résument ainsi :

Après les bains froids, avec l'augmentation de volume

du cœur, existe un *ralentissement du pouls* et l'*anémie* de la peau.

Cherchant ensuite à expliquer l'ensemble de ces phénomènes, les auteurs les rapprochent tout d'abord de ceux qu'observèrent F. Moritz et Heitter à la suite de la paralysie et de l'excitation du pneumo-gastrique. Tout se passe, disent-ils, comme si le bain froid avait une action excitatrice sur le vague.

Enfin, Beck et Dohan font remarquer que l'association de la diminution du volume du cœur avec la rougeur de la peau, d'une part, et l'élargissement de l'ombre cardiaque avec l'anémie cutanée, d'autre part, prouvent une modification importante dans la distribution du sang.

Ils inclinent à penser qu'elle est due à des réflexes dus à la température de l'eau, et qui agiraient en même temps sur le nombre des battements du cœur, sur la pression et sur la distribution du sang.

Indications et contre-indications de la cure marine.

J'ai relevé les observations de tous les militaires mis en traitement à l'hôpital militaire de La Rochelle, pour faire usage des bains de mer depuis l'année 1883 jusqu'en 1910 ; c'est-à-dire pendant une période de 28 ans.

Les indications conservées sur le registre réglementaire mentionnent l'âge du sujet, la nature de la maladie, la date de son invasion, le traitement employé avant et pendant la durée du séjour, l'état de santé de l'individu à son départ et le résultat de la cure au 1er mars de l'année suivante.

Enfants de troupe, élèves des écoles militaires, soldats en activité de service, fonctionnaires civils des départements de la guerre, de la marine et des colonies, sous-officiers rengagés et gendarmes ont constitué la totalité de la clientèle.

De 1883 à 1890 inclus le chiffre annuel des hospitalisations a été successivement de 32, 37, 38, 37, 33, 26, 42 et 6 : soit un total de 251.

Pendant les années suivantes la moyenne a oscillé autour du nombre 15.

Les tableaux I, II et III, exposent la statistique des affections traitées suivant leur ordre de fréquence. D'après le premier, dans 1/10 des cas, le degré avancé des lésions a formellement contredit la balnéation. Le traitement habituellement prescrit consistait en une médication tonique et anti-déperditrice avec absoption d'un verre d'eau de mer le matin à jeun. Les malades dont l'état de santé le permettait, prenaient un bain quotidien à la plage et effectuaient des promenades sur le littoral sous la surveillance d'un gradé comme cela se pratique encore aujourd'hui.

La pauvreté des résultats obtenus pendant cette première période semble due en partie à une compréhension imparfaite de l'étiologie tuberculeuse. L'antique scrofule abritait encore sous son pavillon des entités morbides disparates, les plus anodines comme les plus

TABLEAU I

MALADES ENVOYÉS A L'HOPITAL MILITAIRE DE LA ROCHELLE
pour faire usage des bains de mer, de 1883 à 1890.

NATURE DE LA MALADIE		NOMBRE	AMÉLIORATION consécutive au traitement	GUÉRISON maintenue 6 mois après.	ÉTAT stationnaire.	AGGRAVATION	RÉFORME	DÉCÈS
Adénites	cervicales chroniques	91	54	16	18	19	12	
	sous-maxillaires	14	10	4		4	4	
	inguinales	4	4	4				
	axillaires	3	2	2	1			
Abcès froid. Tuberculose ostéo-articulaire	Main	4	1		1	2	1	
	Poignet	9	2		3	4	2	
	Coude	1				1		
	Maxillaire inf.	5	1		3	1	1	
	Côtes et sternum	5	1		2	2	2	1 (Tuberculose pulmonaire).
	Hanche	2				2	1	
	Genou	6	1		3	2	1	
	Pied	8	2		4	2	3	
Anémie	essentielle	10	5	5	1	4	5	2 (Tuberculose généralisée, pneumonie suppurée).
	consécutive à des septicémies, à la fièvre typhoïde, à la syphilis, à la fièvre paludéenne, au rhumatisme aigu	23	22	20		1		1 (cachexie palustre).
Lymphatisme, faiblesse de constitution, débilité générale		25	22	21	2	1	1	
Scrofulose, ulcères scrofuleux, plaies atones, cicatrisations vicieuses et retardées, adénophlegmon fistuleux		11	8	7		3	3	
Maladies des yeux, blépharite glandulaire ciliaire, ulcère serpigineux de la cornée		4	3	2		1	1	
Maladies de la peau : acné, furonculose, ecchtyma, impétigo, eczéma chronique		5	5	4				
Otorrhée chronique		3	1			2	2	
Entorse et hydarthose.	genou	7	2	1	5			
	pied	7	3	1	4			
Rhumatisme chronique		2	2	2				
Goitre		2	2					
Spermatorrhée		3	3					
TOTAL		254	156	89	47	51	39	4

TABLEAU II

MALADIES TRAITÉES DE 1890 A 1900.						
NATURE DE LA MALADIE		NOMBRE	AMÉLIORATION consécutive au traitement.	ETAT stationnaire.	AGGRAVATION	RÉFORME et DÉCÈS
Adénites	cervicales chroniques	62	15	40	7	
	sous-maxillaires	8	6	2		
	axillaires	2	2			
	inguinales	2	2			
Abcès froid. Tuberculose ostéo-articulaire.	Main	3	1	2		
	Poignet	1	1			
	Coude	3	1	2		
	Côtes et sternum	5	2	3		
	Hanche	2	1	1		
	Genou	2	1	1		
	Pied	3	2	1		
Anémie	essentielle	3	2	1		
	consécutive à des pyrexies, des infections, des intoxications	3	3			
Lymphatisme constitutionnel		1	1			
Maladies des paupières et des yeux		3	2	1		
Scrofulose (fistules et plaies)		2	2			
Entorse et hydarthose		5	3	2		
Goitre		2	2			
TOTAL		112	49	56	7	

TABLEAU III

MALADIES TRAITÉES DE 1900 A 1910						
NATURE DE LA MALADIE		NOMBRE	AMÉLIORATION consécutive au traitement.	ETAT stationnaire.	AGGRAVATION	RÉFORME et DÉCÈS
Adénites	cervicales chroniques	45	10	26	9	
	sous-maxillaires .	7	2	3	2	
	axillaires. . . .	2	1		1	
	inguinales . . .	3	1	2		
Abcès froid. Tuberculose ostéo-articulaire.	Main	2	1	1		
	Poignet	3	1	1	1	
	Coude.	5	2	1		
	Maxillaire inférieur	1	1		2	
	Côtes et sternum.	4	2	2		
	Hanche	4	1	1	2	
	Genou.	3	1	2		
	Pied	7	3	2	2	
Anémie	idiopothique . .	10	5	5		
	symptomatique .	5	5			
Faiblesse de constitution . . .		8	6	2		
Maladie des yeux.		1	1			
Entorse		3	2	1		
Otorrhée.		1		1		
TOTAL. . . .		115	45	50	19	

sévères et le réveil de ces dernières sous l'influence du climat marin conduisait aux dénouements les plus graves.

Un choix plus sévère des inscrits, une élimination précoce des suspects, et une conduite habituellement moins expectante vis-à-vis de certains cas pathologique bien déterminés, ont permis à la cure, les années suivantes, malgré le scepticisme affecté à son endroit, de donner la mesure de sa valeur. En présence du nombre considérable des réformes et des décès consécutifs à l'hospitalisation, la réaction ne tarda pas à se produire.

Les statistiques ultérieures reflètent un réel progrès, mais à partir de 1890, une mention utile disparaît du registre d'observations : on ne donne plus aucun renseignement sur l'état local et général 6 mois après le traitement du baigneur. Cette suppression, qui va de pair avec une sévérité plus grande dans les appréciations générales des effets, semble traduire la déconsidération dans laquelle tombe peu à peu la méthode.

Le chiffre exact annuel des *subsistants baigneurs* à St-Martin-de-Ré, depuis 1895, a été successivement de 57, 44, 80, 55, 35, 55, 50, 56, 51, 46, 39, 35, 17, 32, 41, 22.

L'*adénite chronique* indurée a constitué un peu plus des 3/4 des affections traitées ; la *débilité générale et l'anémie* complètent la proportion restante. Les appréciations sont diverses au point de vue du résultat de la cure.

Sur un total de 635 adénites, la plupart cervicales, la guérison n'a été constatée que 3 fois, l'amélioration 410 fois, l'état stationnaire 225 fois, l'aggravation 10 fois. Sur 170 cas d'anémie, la guérison a été obtenue 115 fois, l'amélioration 45 fois, l'état stationnaire 8 fois, l'aggravation 2 fois. Dans l'espace de seize ans, deux asphyxies par immersion se sont produites. Cinq soldats ont été renvoyés à leur corps par mesure disciplinaire. Les baigneurs vivent à l'ordinaire du 123e régiment et reçoivent un quart de vin supplémentaire. Ils engraissent tous de 1 à 3 kg. pendant les deux mois de séjour. Ils se promènent dans la journée sous la surveillance d'un gradé, et prennent un bain de mer, lorsque la température le permet ; le soir, à 5 heures, ils sont libres.

Ces constatations, médiocres dans l'ensemble, permettent-elles d'infirmer la valeur de la cure marine? Nous ne le croyons pas, mais de leur exposé, résulte un certain nombre de conclusions intéressantes.

D'après la lecture des observations recueillies, dans la *tuberculose ganglionnaire*, le traitement marin s'est surtout montré efficace vis-à-vis des adénites d'apparition récente, bien délimitée, dont le volume ne dépassait pas la grosseur d'une noisette, et au niveau desquelles la peau avait conservé sa mobilité, sa couleur, son aspect normal. Il a été aussi très utile, pour hâter la cicatrisation consécutive aux interventions chirurgicales sur ces glandes. A la suite de quelques bains, les lèvres déprimées et blafardes des plaies tégumentaires changent à bref délai de coloration et s'unissent intimement. Les fistules disparaissent, la surface tomentueuse de l'écrouelle s'aplanit. Par contre, toutes les fois que la tuméfaction ganglionnaire est considérable, multilobulaire, avec gangue de peri-adenite et prolongement profond, le climat marin provoque une réaction violente : les teguments deviennent rapidement rouges, s'épaississent, s'enflent et s'ulcèrent. Le processus infectieux engourdi se réchauffe et prend une extension inquiétante.

H. Barbier, de Paris, conseille aux médecins qui veulent tâter la susceptibilité de cette catégorie de malades, avant de les envoyer aux bains de mer, de placer sur le ganglion enflammé des compresses imbibées d'eau chlorurée magnésienne. A. Robin préconise, dans le même but, les eaux mères chlorurées sodiques et calciques de Salins du Jura. Les individus qui supporteraient sans réaction violente locale cette médication, seraient aptes à bénéficier de la cure marine.

Sans s'attarder à des applications de pommades ou d'onguents résolutifs, le traitement de choix dans l'armée, vis-à-vis des adénites suppurées, consiste dans l'intervention chirurgicale, précédée de la ponction avec aspiration du liquide, remplacé aussitôt, *loco dolenti*, par des solutions antiseptiques (méthode sclerogène de

Lannelongue). Mais devant l'inconstance et l'imperfection des résultats définitifs du bistouri et de la mer et afin de diminuer le taux encore trop élevé des adénites chez le soldat, ne serait-il pas opportun d'instituer à l'égard de cette lésion les ressources de *la radiothérapie ?*

Williams, de Boston, Pusey, de Chicago (1902), Rodman et Varney, en Amérique, ont été les premiers promoteurs de l'application de la méthode. Heinecke, de Liepzig, et Sena ont publié un travail important sur cette question. En France, Barret, Béclere, Belot, Bergonié, Bordier, Redard, etc... ont publié d'intéressantes observations.

A ces travaux anciens viennent s'ajouter le rapport de Kienbock et les communications de Barjon au IIIe congrès de physiothérapie.

Dans le cas *d'adénite monoganglionnaire*, la disparition est obtenue en quelques séances. Dans le cas *d'adénite polyganglionnaire*, l'influence de la radiothérapie est moins rapide et incomplète, mais la regression s'effectue lentement et le ratatinement scléreux de la trame et de l'enveloppe est obtenu avec minimum de chance de récidive. La ponction capillaire, ou l'expression par un étroit orifice ou même l'incision est réservée aux cas où le ramollisement de la tuméfaction existe. On peut asscher la cavité ou mieux y introduire, comme le conseille Barjon, de l'huile goménolée à 20 et 50 %, de l'huile iodoformée à 5 % ou créosotée à 10 % ou de la teinture d'iode pure habituellement bien supportée.

La séance de radiothérapie suit l'intervention et les résultats au point de vue esthétique sont très appréciés.

Volobra a discuté l'opportunité de cette méthode parce qu'elle provoquait une légère ascension thermique, mais ces accidents, de même que le brunissement, la sécheresse, l'érythème, les troubles trophiques de la peau, sont évités avec des doses convenables. Jaugeas, de l'hôpital St-Antoine, dit : « on doit recourir à des doses de 4 à 5 H. renouvelées tous les 25 jours avec un rayonnement n° 7 8b et employer un filtre d'aluminium de 1 millimètre d'épaisseur qui assure une irradiation plus homogène en profondeur et qui arrêtera les radiations peu pénétrantes et inflammatoires du faisceau de rayons utilisés. »

Il serait à souhaiter que dans l'armée la radiothérapie soit considérée à l'avenir comme le traitement de choix des adénites tuberculeuses à toutes les périodes et surtout au début.

Pour ce qui est de la *tuberculose externe* articulaire et osseuse, les enseignements que l'on peut tirer de la statistique sont positifs, le traitement marin est tout puissant à condition qu'on lui en donne le temps ; le climat marin lutte efficacement contre l'invasion en relevant l'état général. Mais quand il y a une poussée inflammatoire, quand la tumeur blanche, la coxalgie au début sont douloureuses, le séjour à la mer semble activer le réveil du processus infectieux. Dans ce cas, des injections modificatrices au milieu du foyer et l'immobilisation du membre en bonne position assurent la guérison avec un bon état fonctionnel (Calot, de Berck). Quand l'ouverture du foyer est récente, on doit craindre avec les bains les infections secondaires. Mais longtemps après une intervention, pour assouplir un article, faire disparaître sa raideur et ses fongosités, assécher, combler la cavité d'un abcès, tarir ses secrétions fistuleuses, le traitement marin est excellent.

Quant à la *tuberculose pulmonaire*, longtemps la doctrine de Rochard a eu force de loi. Ce distingué médecin de la marine avait obtenu un prix de l'académie de médecine en 1856 pour son mémoire déclarant « la mer fatale à quiconque était menacé ou atteint de phtisie ». La généralité des médecins approuva ses conclusions parce qu'on considérait alors le souffle de la mer comme un accélérateur du feu intérieur qui consumait inévitablement tous ceux dont les pertes étaient supérieures aux gains de l'assimilation.

Mais si les statistiques invoquées prouvaient la vérité de l'assertion de Rochard, aujourd'hui encore, les conditions hygiéniques aggravées de l'alcoolisme et surtout de la contagion montrent la tuberculose fréquente à bord (Vincent et Legrand).

Au contraire des marins de la flotte de guerre ou des hommes de la marine marchande, la population cotière jouit d'une immunité relative mais certaine. C'est que le pêcheur échappe à l'agglomération. Lalesque, d'Arcachon, a réussi en partie à libérer la cure marine des accusations dont elle fut l'objet. Pour lui, qu'il s'agisse de pneumonies, de pleurésies simples ou purulentes, qu'il s'agisse de la condensation, de l'induration ou de la congestion d'un poumon consécutives à la rougeole, à la typhoïde, à la grippe, mettre en cure marine ces porteurs de sequelles, c'est leur offrir les plus grandes chances de guérison.

La coqueluche, l'adénopathie trachéo-bronchique disparaissent comme par enchantement, la fièvre s'amende et disparaît, l'hémoptysie même deviendrait moins fréquente, la toux se calme.

On ne saurait nier l'évidence des guérisons obtenues sur la Riviera française par la cure hiverno-marine, cure libre, home-sanatorium comme l'appelle le professeur Landouzy, et affirmées encore tout récemment par le Dr Curtillet, de Cannes (observations publiées à l'académie de médecine par le professeur Debove). Les résultats de Renon et Baréty, de Bagot, à Roscoff, de Camino, à Hendaye, etc., permettent au moins d'accepter cette formule restrictive : « ce qu'il faut aux tuberculeux, c'est le climat marin atténué ». Mais pas plus que l'infection due au bacille de Koch, la mer n'est cliniquement une ; on ne saurait garantir sa spécificité à l'égard de la tuberculose pulmonaire. Lannelongue, Achard et Gaillard ont vu des cobayes inoculés mourir plus vite sur les plages que dans les laboratoires. Et je doute que, sur les côtes vendéennes et charentaises de l'Atlantique, Lalesque ait pu obtenir des cures de

« hamac » et de « barque » aussi réussies que celles observées en forêt et sur le bassin d'Arcachon.

Il est regrettable que nous ne puissions prévoir à coup sûr les résultats du traitement marin sur les organismes imprégnés du poison tuberculeux. La lymphe de Koch, de Behring, le sérum de Marigliano, l'ophtalmo, la cuti-réaction, etc., ne semblent pas avoir tenu toutes leurs promesses.

Comme le disait le professeur Ch. Richet, à Vienne : « de même qu'il y a dans chaque individu le souvenir des faits particuliers, spécifiques qui se sont présentés à sa conscience, de même il y a chez lui le souvenir humoral de toutes les infections antécédentes. Chaque individu est différent des autres par les propriétés chimiques de son sang. Dès lors, pourquoi ne pourrait-on pas reconnaître par le moyen de l'anaphylaxie, la diversité humorale des individus ? » Les tentatives faites dans ce sens par l'éminent professeur n'ont pas été couronnées de succès.

Mais si l'on ne peut encore choisir à coup sûr tous les bénéficiaires de la cure marine, du moins, doit-on offrir à certains le maximum de garanties thérapeutiques.

A. Robin a eu le mérite de montrer que, chez une catégorie de tuberculeux, les échanges respiratoires sont exagérés (Ac. de méd., 2 nov. 1909).

Ceux-là seront impitoyablement écartés de la mer. Mais ceux qui présentent des tendances à faire du tissu scléreux, dont la symptomatologie et l'hérédité sont à peu près négatives (leur proportion serait égale à 8 %), tous ceux qu'on appelle à tort des prétuberculeux (Landouzy), pourront tirer avantage du climat marin atténué.

Dès lors, dans l'armée, pourquoi ne pas faire bénéficier des cures marines estivales, dans une large proportion, les convalescents d'affections pulmonaires incomplètement remis, les soldats qui rentrent de congé de réforme temporaire avant le 1er juin et que le médecin, jugeant inaptes au séjour aux camps et aux manœuvres, va laisser errer pendant 3 ou 4 mois à la caserne.

D'après de récentes discussions à la société de médecine militaire la loi d'ostracisme qui pesait sur cette catégorie de « suspects » ou d' « imminents » pourrait être levée sans aucun inconvénient.

Hayem disait à propos de *l'anémie* : il n'y a que des différences de grades et non de degrés.

A. Robin a montré, en fixant le sens des variations chimiques des échanges organiques que, dans le cas de chlorose et d'anémie avec oxydation et destruction globulaire exagérées, la cure marine ne donne aucun résultat, tandis que le traitement est souverain dans les cas d'anémie avec oxydation et rénovation globulaire insuffisantes, ou par déminéralisation du plasma sanguin. Les tableaux I, II et III accusent très nettement cette distinction et mettent en valeur les heureux effets du séjour à la mer chez les soldats atteints de débilité générale et d'affaiblissement consécutifs aux infections aiguës et à certaines auto-intoxications d'ordre chronique (goutte, obésité, diabète, arthritisme, dyspepsie hyposthénique).

C'est à peine si, parmi les livres classiques de Hebra, Kaposi, Besnier, Neuman, Brock et Jacquet, on parle de l'influence du traitement marin dans les affections de la peau.

Dans le *British-med-journal* du 5 mars 1908, M. Tyson constate que les bains de mer lui ont donné des résultats excellents dans les dermatoses infectieuses et nerveuses.

En Allemagne, le Dr Nicolas a montré que l'état maladif qu'il appelle : « faiblesse de la peau » provenant d'une insuffisance de circulation, d'une réaction insuffisante des nerfs de la peau, d'une mollesse des muscles des teguments et d'une insuffisance de secretion des glandes sudoripares, pouvait être très amélioré par la balnéation (engelures, cyanose et bouffissure des extrémités).

D'après le rapport du Dr Ulmann, de Vienne, communiqué au congrès d'Abbazia (1908), il faut distinguer l'emploi des bains de celui du simple séjour à la côte.

Les *scrofulides* seraient améliorés dans les climats sédatifs (Adriatique, Gulf-Stream), de même, les neurodermites chroniques ; l'héliothérapie et l'aération continue feraient baisser la tension sanguine et calmeraient les démangeaisons. Dans les *pyodermites* où d'après Parolinoff l'inflammation ne résulte que du manque direct d'oxygène aux cellules, les résultats de la cure atmosphérique seraient excellents.

Les suppurants des cavités moyenne et interne de *l'oreille* ne doivent pas être envoyés à la mer; le professeur Sieur, du Val-de-Grâce, et le médecin-major Coste ont montré l'influence pernicieuse des bains froids sur le réveil de ces affections.

Les entorses, les *hydarthroses* paraissent mieux se trouver des bains chlorurés sodiques chauds.

Il est une catégorie de nerveux irritables (névropathie psychosplanchique de Grasset), qui ne peuvent résister aux assauts portés par les bains de mer à leur chaleur animale et aux échanges nutritifs de leur organisme. Ils ne mangent pas, deviennent inquiets, maigrissent, perdent des forces. Mais une amélioration remarquable est obtenue si l'on a soin de les soumettre à la cure progressive de repos et de régime. Enfin, il est d'autres personnes qui accusent une susceptibilité spéciale à la mer ; elles ont des éruptions d'urticaire avec gonflement des paupières, des lèvres, des poussées aiguës d'eczéma promptes à disparaître dès qu'elles s'éloignent du rivage. Les *affections oculaires* externes sont défavorablement influencées par l'air vif et la lumière intense.

Les *rhumatisants* chroniques supportent habituellement bien la cure, ainsi que les *faux cardiaques* (Fiessinger).

Il existe en France trois formules climatériques : nord ouest et sud. Selon Manquat, l'adaptation est tantôt compensatrice, tantôt stimulante et passive. La fièvre marine n'existe pas, elle n'est que la conséquence du surmenage. « Vivre à terre », a dit Michelet, c'est un repos : vivre à la mer, c'est un combat », combat vivifiant pour qui sait bien le conduire.

Le baigneur ne devra donc pas se rendre coupable de négligence s'il veut que l'*acclimatement* s'effectue normalement. S'il observe les règles élémentaires d'hygiène, la mer lui apparaîtra comme une banque généreuse qui offre à la longue un capital à tous ceux qui savent se contenter, auprès d'elle, de petits bénéfices continus. C'est l'épargne constante qui, peu à peu, maintient l'organisme en liberté tout en lui prêtant la vigueur, la résistance, en un mot : la vie.

CHAPITRE III

Services auxiliaires et convalescents.

Les idées d'assistance et de mutualité ont pris à notre époque une importance que légitiment les exigences de la lutte pour la vie et la compréhension plus parfaite des devoirs sociaux élémentaires. La nécessité du secours envers l'orphelin, le débile, le vieillard s'affirme comme un principe essentiel et fondamental du droit moderne. Sur toute l'étendue du territoire des associations se créent, des colonies se fondent, des asiles s'élèvent pour abriter contre la souffrance et l'infortune les déshérités de la vie. Ce grand mouvement d'altruisme et de solidarité n'est pas venu se briser, comme certains l'ont dit, contre le mur d'enceinte des casernes. On aurait tort de croire que les heureux effets de la croisade hygiénique dans l'armée datent seulement des débuts du siècle.

Depuis longtemps, législateurs, officiers et médecins ont déclaré la guerre à l'ennemi le plus redoutable du soldat : la maladie. Et si les résultats de la campagne entreprise n'ont pas toujours répondu au zèle et à la vigilance déployés, le mérite des premiers novateurs reste néanmoins hors de cause.

L'idée comme le bon grain a besoin, pour germer et s'épanouir, d'un milieu favorable; or l'enracinement des préjugés, l'implantation profonde de la routine, le respect des errements, l'indifférence, l'hostilité des esprits ainsi que l'insuffisance des moyens primitifs ont plus d'une fois retardé l'éclosion et l'avènement du progrès. Aujourd'hui le temps perdu est rattrapé et rien de ce qui est capable de protéger la santé du soldat n'indiffère le commandement et les médecins.

Il n'est pas hors de propos d'indiquer ce souci constant au moment où des voix mal renseignées tendent à répandre dans le public une opinion contraire.

Les nouvelles dispositions sur le recrutement de l'armée ont récemment permis aux hygiénistes militaires de montrer le prix qu'ils attachent à la conservation sanitaire des effectifs.

La loi de 1905 a créé deux catégories dans les hommes du service auxiliaire, l'une stable, définitive, constituée par les porteurs d'une infirmité permanente (fracture ancienne, myopie, varices, etc.), l'autre essentiellement transitoire ou plus exactement annuelle comprenant les sujets à poids inférieurs et faibles de constitution. A l'heure actuelle, cette dernière dénomination entraîne la réforme radicale ; en réalité, les sujets précédemment désignés ont été remplacés par ceux à développement musculaire insuffisant.

De multiples propositions des plus intéressantes ont été formulées et discutées en 1908, à la Société de médecine militaire, au sujet du perfectionnement et de la mise en valeur de ces derniers.

Dès 1906, les médecins majors Simon et Perrin ont été les premiers à préconiser, après essai, la création de pelotons d'observation dans le régiment. Deux ans après, Biscons et Baratte proposaient leur groupement dans les compagnies comme le prévoyait le règlement de gymnastique de 1902. A la même époque, Viguier émettait le vœu de les voir réunir en dehors de la caserne, dans des écoles de culture physique et Solmon exposait son projet de création de *pelotons de robusticité* dans des endroits salubres (mer ou montagne) où des exercices de gymnastique rationnelle, associés à la cure par les agents physiques, ne manqueraient pas de produire des résultats excellents. Daussat voudrait qu'on appelle compagnies d'entraînement ces groupements spéciaux disséminés sur des points choisis du territoire, à proximité de leur corps d'origine.

Je n'hésite pas à accorder ma préférence aux projets qui placent leur organisation en dehors de la caserne. Le médecin de régiment, déjà surchargé d'occupations les plus diverses, n'a pas le temps de s'occuper d'un contingent spécial qui réclame une surveillance minutieuse. Il peut, il est vrai, se faire seconder par les officiers, mais je crains que ces derniers, dont les attributions s'étendent chaque jour davantage, ne puissent faire preuve dans cette mission, d'aptitudes réellement efficaces.

On ne s'improvise pas clinicien ou stratégiste. L'habitus peut se modifier, mais l'empreinte professionnelle est immuable, le sol mental demeure à peu d'exceptions près identique. Le mathématicien n'a pas la même façon d'observer, de grouper, d'analyser que le biologiste. Cette manière d'être, cette adaptation spéciale du cerveau, cette aptitude à juger et à sentir qui nous fait voir les hommes et les choses sous un angle particulier et marque d'un pli personnel notre individualité, conduirait inévitablement à des appréciations dissemblables.

La nécessité de grouper les hommes en état d'infériorité physiologique sous la direction unique du médecin est indiscutable. Leur isolement pour être réel devrait s'effectuer dans des stations climatériques, loin de la collectivité militaire et des villes où les tentations d'un soir détruisent les progrès salutaires de la veille.

Cette conception de l'utilisation et de la régénération de nos « demi-bons » a valu une légitime réputation au projet soutenu avec talent par le médecin major Solmon. Gervais et Messimy, rapporteurs du budget de la guerre, le sénateur Baudin, le général Langlois, le médecin inspecteur Calmette, le professeur Crespin, d'Alger, des parlementaires, des officiers, des médecins et des journalistes en renom, tout récemment encore le conseil général du Nord, ont successivement apporté à ses idées l'appui de leur haute autorité.

Il n'est pas dans ma pensée de désapprouver cette tentative louable faite en faveur du relèvement de la race. Je suis un partisan trop convaincu de la physiothérapie pour nier systématiquement les heureux effets de cette méthode. Pareil à la Niobé antique dont les enfants tombaient sous les traits des archers invisibles, je ne saurais comme le dit Helme, le spirituel chroniqueur de la *Presse médicale*, assister impassible au trépas de la race victime de la fatalité. Il me semble cependant que les divers motifs susceptibles de militer en faveur de la réalisation de ce rêve généreux n'ont pas un caractère d'urgence et de nécessité absolues. Le double idéal dont se réclame les pelotons de robusticité serait « d'économiser des existences humaines et de renforcer utilement le nombre et la valeur de nos effectifs par un gain annuel de 15 à 20.000 hommes. »

Mais les services auxiliaires sont loin de gréver à un haut degré la morbidité générale du pays. Contrairement à une opinion répandue, ils présentent pendant leur passage au régiment une proportion peu élevée d'indisponibles. On ne peut soutenir d'autre part que tous les faibles de l'armée soient condamnés à brève échéance à une mort certaine. La plupart d'entre eux ainsi que certains éliminés se chargent de démentir fort heureusement les prévisions des diagnostics les plus sombres. Des voix plus autorisées que la mienne

(Kelsch, Delorme, Claudot, Lafforgue, etc.), ont fait justice de certaines allégations bruyantes et mal établies se rapportant à la genèse des infections du soldat et tendant à déprécier l'état sanitaire de l'armée. Comme le disait récemment le professeur Albert Robin à la tribune de l'Académie de Médecine, il est temps de revenir en France à une conception exacte du nombre de décès annuels. On nous a appris à considérer comme fixes et immuables des vérités qui se modifient avec le temps. Le chiffre de 150.000 morts dues tous les ans à la tuberculose, ne doit plus être accepté. Les statistiques officielles nous permettent de réduire désormais cette exagération au souvenir d'une vieille légende. Depuis 1890, la décroissance est continue : 85.272 cas seulement ont été enregistrés en 1900, soit 21.70 pour 10.000 habitants.

Après examen du tableau ci-joint dressé à l'aide de documents publiés par le ministère de la guerre avant et après l'incorporation, le « gain » invoqué par le médecin-major Solmon n'apparaît pas conforme à la réalité des faits. Mieux qu'une longue discussion, la lecture impartiale des diverses tares mentionnées suffira à le démontrer (V. ce tableau p. 120-121).

La plupart des lésions énumérées ne sont pas passagères : elles sont constituées de longue date et comme telles incapables de disparaître sous l'influence de la cure préconisée. On ne saurait garantir avec certitude le sens de leur évolution ultérieure, même sous l'influence d'un traitement énergique et continu. Un grand nombre d'infirmités susceptibles de subir dans l'enfance une correction ou une amélioration définitives, ne peuvent après 20 ans prétendre à une guérison absolue.

A mon avis, le total des justiciables de la cure proposée se réduirait à la quantité des « ajournés » qui, lors d'un deuxième conseil de revision, sont classés dans le service auxiliaire, auxquels il faudrait ajouter les « développements musculaires insuffisants » soit environ 7.000 hommes tous les ans.

Mais déjà par les seuls moyens prévus par la loi de 1905 et grâce aux dispositions bienveillantes des circulaires ministérielles, environ 3.000 amendements se produisent à la caserne, qui permettent d'utiliser dans le service armé, pendant leur deuxième année, les hommes placés à l'essai dès leur arrivée.

Il faut croire que le médecin-major de 1re classe Solmon s'est rendu compte de la faible quantité des réels bénéficiaires de son système, puisqu'il a voulu récemment faire rentrer dans les cadres de ses « *pelotons* » les engagés volontaires, les ajournés, les convalescents.

Ces hommes du service auxiliaire, investis d'emplois spéciaux et considérés aujourd'hui comme absolument nécessaires et indispensables au fonctionnement de la vie régimentaire et auxquels seule la privation d'armes donne une fausse apparence d'inutilité, par qui les remplacer durant leur séjour dans les formations de robusticité ?

Faire appel au soldat du rang serait créer à la fois une prérogative injuste et une alternance préjudiciable aux intérêts de l'unité tactique. Le fait d'avoir été classé par le conseil de revision dans les « demi-bons », puis d'avoir fait partie d'un contingent de faibles, ne va-t-il pas constituer pour cet homme un appel constant à de nouvelles défaillances, comme une sorte de droit à de perpétuelles faveurs ?

Ne craint-on pas qu'avec de tels exemples, la catégorie des « services auxiliaires » ne subisse immédiatement une progression excessive ? Déjà le soldat qu'elle renferme a perdu la déconsidération et le discrédit dont il semblait être l'objet, au début, de la part de ses camarades. Et si les avantages de cette situation se multipliaient, en raison des tendances égalitaires de notre époque, on la rechercherait inévitablement à l'instar d'une sinécure.

Il n'est pas inutile de le répéter : celui dont le squelette et les divers tissus de l'économie sont imprégnés depuis la naissance d'un trouble trophique, ne peut prétendre à une amélioration aussi rapide, aussi durable que l'individu originellement sain et malade par accident.

La nature du protoplasma, a dit Ch. Bouchard, se renouvelle, mais sa formule chimique reste stable et héréditaire. Les microsomes du bâtonnet de l'œuf fécondé transmettent non seulement les caractères anatomo-physiologiques de l'espèce et de la famille, mais encore la qualité du terrain organique, c'est-à-dire l'aptitude morbide ou l'état réfractaire à la maladie. La cellule germinative est immortelle et la chromatine du père se perpétue dans ses enfants de génération en génération (Debierre).

Personne ne peut se soustraire à cette influence des morts sur les vivants et ceux-là surtout supportent la rigueur de ses lois inéluctables qui n'ont pu s'évader complètement de la chrysalide ancestrale.

Ils sont légion dans la génération actuelle, ceux qui ont les dents agacées par les raisins verts qu'ont mangés leur père ! Sans doute, le but de régénération poursuivi est essentiellement humanitaire et c'est une œuvre dont la noblesse est grande que de vouloir redonner à tous les débiles chroniques, comme à Faust buvant à la coupe infernale, une jeunesse nouvelle.

Mais on ne peut exiger de l'armée une somme d'efforts divergents dont quelques-uns seraient en opposition avec son rôle primordial qui est la conservation et l'instruction des forts en vue de la défense de la patrie. Aujourd'hui plus que jamais le régiment constitue une excellente école de perfectionnement physique et nombreux sont ceux qui, sans autre formulaire thérapeutique que le tableau de service et la sollicitude des chefs, se développent harmonieusement.

Les dispositions judicieuses des circulaires ministérielles récentes donnent d'ailleurs une garantie équitable aux intérêts de tous. Malgré les aspirations les plus légitimes, il faut se résoudre à accepter la nécessité de cet axiome : la qualité du contingent doit primer le nombre. Les mesures à prendre vis-à-vis des jeunes débiles, porteurs de tares contractées ailleurs que dans la collectivité militaire, regardent la prévoyance sociale. La caserne ne peut devenir un sanatorium national.

De Lanessan voudrait qu'on laissât dans leurs familles les jeunes débiles sauf à créer, à côté de celles-ci, des institutions où on les rendrait plus aptes aux labeurs de la vie civile.

M. Sarraut, lors de la discussion du dernier budget de la guerre, disait à la Chambre des députés attentive : « Une remarque s'est imposée à mon esprit au cours de mes visites dans les diverses garnisons : c'est la différence notable qui existe entre les besoins et les charges des établissements hospitaliers gérés par les communes et ceux relevant de mon département. Ici, des constructions superbes et vastes, des revenus considérables entretenus par des donations multiples, une richesse inouïe en personnel et en matériel ; là des bâtiments insuffisants comme nombre et comme étendue, une pénurie regrettable d'aides, d'instruments et de crédits ; aux uns on ne demande pas assez, des autres vous exigez trop ! »

Suivant un principe rigoureusement admis par notre législation moderne et qui est d'ailleurs consacré par le code des réformes et des pensions militaires, le secours doit d'abord s'adresser à celui qui a amoindri sa capacité professionnelle dans l'exercice de ses fonctions.

Dès lors, l'assistance aux « accidentés du travail ou du service » se confond avec celle due aux *convalescents* et revêt une importance primordiale.

L'envoi en congé dans la famille constitue le sort habituel et envié de la plupart des soldats incomplètement remis. C'est une mesure consacrée par l'usage et qui apparaît excellente dans ses effets généraux. On a peut-être trop insisté sur certains de ses inconvénients.

Si le jeune homme est fortuné et habite la grande ville, a-t-on dit, il rentre au régiment plus fatigué qu'à sa sortie de l'hôpital (général Pédoya).

Si le foyer paternel est misérable et le climat rude, le convalescent, obligé de subvenir aux besoins communs, contrarie le rétablissement de sa santé.

Si le soldat n'a pas d'abri, ni de parents, il est abandonné aux « suggestions de la misère, de l'oisiveté et du vice ». (Sabatier.)

Parmi ces conséquences regrettables, il en est certaines qui resteront toujours difficiles à éviter. La simple permission réglementaire est de nature à entraîner des méfaits identiques. Je persiste à penser que ceux qui ne retirent aucun bénéfice de cette formalité constituent l'exception. Ce que nous savons de la répartition de la fortune du pays d'après les statistiques de M. Bertillon, doit nous inspirer confiance et calmer nos inquiétudes au sujet du sort réservé aux militaires renvoyés chez eux pour se reposer.

Le médecin est obligé, d'ailleurs, de s'entourer, au

préalable, de certaines garanties réglementaires. Depuis la promulgation de la loi de 1902 sur la protection de la santé publique, tous les magistrats municipaux sont loin de faire preuve d'inertie ou de complaisance. Les renseignements qu'ils fournissent, de pair avec la gendarmerie, sur la situation des familles et à propos des enquêtes hygiéniques, ont le plus souvent une réelle valeur.

On peut donc être fixé approximativement sur le nombre de ceux qui sont abandonnés ; et c'est à eux, à mon avis, comme aux *blessés en service commandé*, que doivent être réservées les premières faveurs.

Le nombre total des hospitalisations au cours des années 1906, 1907 et 1908 a été respectivement de 98.000, 109.000 et 115.000.

Environ la moitié des militaires traités, dit le professeur Simonin, du Val-de-Grâce, bénéficie d'un congé de convalescence, un quart se contente d'une permission de quelques jours, le dernier quart rejoint directement son corps d'origine. Si l'on considère le sort réservé aux convalescents ayant obtenu un congé, on peut dire que, sur une centaine, 65 trouvent chez eux les soins désirables, 30 appartiennent à des familles nécessiteuses, 5 n'ont plus de parents et sont dénués de ressources.

On peut donc évaluer, ajoute-t-il, au tiers de l'effectif des convalescents envoyés en congé le nombre de ceux qu'il y aurait lieu de recevoir dans des dépôts spéciaux. Le chiffre total aurait été pour 1906 de 15.300 environ.

NOMBRE DE JEUNES GENS QUI ONT ÉTÉ [illegible] LE SERVICE AUXILIAIRE (STATISTIQUE)

Groupe	Affection	1906	1907	1908	1909
Maladies générales.	Faiblesse de constitution.	670	1.548	933	345
	Cachexies diverses (paludisme, saturnisme, etc.)	1	1	2	»
	Tuberculose des poumons (guérie).	25	6	13	8
	Tuberculose des autres organes ou tissus (guérie).	24	18	17	20
	Rhumatisme, goutte, gravelle.	7	10	12	3
	Tumeurs malignes.	5	»	5	6
	Autres maladies générales.	103	141	132	160
Maladies de la peau.	Eczéma et impétigo.	11	16	11	21
	Psoriasis, lichen, ichtiose.	11	6	9	6
	Autres maladies de la peau.	80	37	44	44
Maladies du système nerveux.	Crétinisme.	2	6	4	3
	Aliénation mentale, paralysie générale.	»	1	»	»
	Epilepsie.	4	3	7	3
	Chorée, convulsions.	6	7	3	3
	Paralysie d'un ou de plusieurs membres.	15	2	4	9
	Bégaiement.	219	153	156	131
	Autres maladies du système nerveux.	28	38	25	33
Maladies des yeux.	Perte incomplète de la vue.	4	»	[illegible]	2
	Diminution de l'acuité visuelle (sans cause spécifiée).	232	297	303	235
	Myopie.	847	811	821	754
	Hypermétropie.	102	98	149	116
	Astigmatisme.	19[illegible]	159	199	204
	Strabisme.	145	81	82	81
	Taies, opacités, déformation de la cornée.	12	162	226	210
	Maladies de la conjonctive et des paupières.	29	32	42	35
	Autres maladies des yeux.	125	236	106	128
Maladies des oreilles.	Surdi-mutité.	[illegible]	[illegible]	[illegible]	[illegible]
	Diminution de l'acuité auditive (suite de maladies ou blessures).	345	279	301	269
	Autres maladies de l'oreille.	134	129	80	72
Maladies de l'appareil [illegible]	Denture défectueuse.	292	268	334	397
	Bec de lièvre et division de la voûte palatine.	49	18	6	15
	Autres maladies de la bouche, du pharynx et de l'œsophage.	[illegible]	[illegible]	11	[illegible]
	Maladies de l'estomac et de l'intestin.	[illegible]	[illegible]	[illegible]	[illegible]
Maladies de l'appareil respiratoire.	[illegible]	[illegible]	[illegible]	[illegible]	[illegible]
	Emphysème et asthme.	26	44	38	29
	Pleurésie guérie.	4	11	4	10
	Autres maladies de l'appareil respiratoire et lymphatique.	17	44	40	27
Maladies de l'appareil génito-urinaire.	Vices de conformation des organes génito-urinaires.	6	10	4	11
	Varicocèle.	93	133	74	61
	Hydrocèle, hématocèle.	24	36	19	34
	Maladies des testicules (perte, ectopie, etc.)	22	25	22	18
	Néphrite chronique.	4	4	6	2
	Autres maladies de l'appareil génito-urinaire.	13	40	26	16
Maladies du squelette et des organes de la locomotion.	Affection des os (tuberculose exceptée).	140	32	146	124
	Déviation de la colonne vertébrale, gibbosité.	361	429	421	444
	Malformation congénitale du pied (pied bot, pied plat, creux, etc.)	434	458	451	526
	Autres malformations congénitales des membres.	352	327	257	286
	Impotence du membre inférieur (sauf la paralysie).	798	705	814	836
	Impotence du membre supérieur (sauf la paralysie).	667	519	514	657
	Lésions et mutilations de la main.	485	264	293	307
	Mutilations volontaires.	7	32	11	6
	Autres affections des organes de la locomotion.	188	247	222	252
	Infirmités diverses non comprises dans les colonnes précédentes.	1.390	1.391	1.232	1.283
Maladies de l'appareil circulatoire et lymphatique.	Hypertrophie du cœur.	47	93	113	66
	Lésions valvulaires du cœur.	44	80	68	73
	Varices.	1.702	1.733	1.657	1.757
	Autres maladies de l'appareil circulatoire et lymphatique.	51	85	169	136
	TOTAL	11.664	12.430	11.607	11.137
	Ajournés de la classe précédente.	12.369	6.316	5.550	6.701
	Passés du service armé dans le service auxiliaire (article 49).	5.936	7.453	7.079	7.145
	TOTAUX GÉNÉRAUX	29.969	26.201	24.236	24.973
	Années.	1906	1907	1908	1909

En admettant que les résultats d'une enquête personnelle faite dans le 18e corps d'armée puissent être superposés à ceux des autres distributions similaires du territoire, je considérerais cette évaluation comme un peu excessive et je croirais que le nombre de soldats convalescents dans une situation réellement digne d'intérêt ne dépasse pas annuellement en France le chiffre de 6.000.

Il serait contraire à la vérité de prétendre que l'autorité militaire n'a rien fait pour eux. Des formations spéciales ont été créées à la suite de nos grandes conquêtes coloniales (Crimée, Tonkin, Afrique, Dahomey, Madagascar) et le règlement sur le service de santé à l'intérieur (art. 107 et 273), ainsi que la circulaire ministérielle du 27 janvier 1900 exposent tous les détails de leur organisation et de leur fonctionnement. Le souci des économies, cause paralysante de bien des efforts, n'a pas permis de les multiplier, mais leur nécessité est officiellement reconnue.

Après bien d'autres, le Dr Lachaud, député, dès 1901, en proclamait l'utilité ; depuis, Lucas-Championnière, les sénateurs P. Baudin et Humbert, le médecin-inspecteur général Delorme, les médecins principaux Simonin, Vissemans, Moty, les médecins-majors Sabatier, Sudre, Sacquépée et des membres éminents des deux Chambres ont demandé avec insistance l'installation d'abris, d'asiles ou de maisons de convalescence pour le soldat.

Biscons, en 1908, à la Société de médecine militaire,

disait : « c'est aux organismes venant d'éliminer les reliquats d'une infection ou dont quelque membre est encore raidi par un processus réparatif à peine clos, que ces établissements procureront les conditions de repos et de bien-être indispensables à la guérison ». De temps immémorial, l'Assistance publique envoie ses convalescents à la campagne et insiste sur les heureux effets de cette méthode. La classe aisée n'agit pas de façon différente dans le choix de ses villégiatures habituelles. On comprendrait difficilement que le soldat de deux ans, qui est si près du simple citoyen, possédât une autre mentalité (Simonin).

Or, nous n'avons en France qu'*un seul dépôt de convalescents à Porquerolles*, près Hyères (Var). Il est ouvert toute l'année aux sous-officiers, caporaux et soldats des armées métropolitaine et coloniale.

Le chiffre des lits s'élève au total de 228 ; leur répartition est la suivante :

Armée métropolitaine : sous-officiers, 10 ; caporaux et soldats, 106.

Armée coloniale : sous-officiers, 12 ; caporaux et soldats, 106.

Un lieutenant commande le dépôt. Un médecin aide-major de 1re classe des troupes coloniales y assure le service. L'Infirmerie-Hôpital a été créée en 1905 ; une seule chambre, pouvant contenir 14 lits, est commune à tous les malades, fiévreux, blessés et vénériens ; l'outillage et l'approvisionnement en médicaments est très suffisant.

D'après l'opinion du docteur Bonnel, il serait désirable qu'il y eût, à Porquerolles, un médecin métropolitain, relevé tous les six mois, car, étant donné le peu de temps que les médecins coloniaux restent en France, il en résulte des mutations continuelles (6 en 1909), préjudiciables à l'intérêt des malades et de l'Etat.

Les maladies qui ont le plus souvent nécessité l'envoi des militaires à Porquerolles sont, par ordre de fréquence : le paludisme sous toutes ses formes et en particulier l'anémie paludéenne, la congestion et l'hypertrophie de certains organes viscéraux tels que le foie et la rate, l'hépatite suppurée chez des malades ayant subi l'opération de l'abcès du foie, la dysenterie amibienne ou l'entéro-colite des pays chauds, la fièvre typhoïde, le rhumatisme articulaire aigu, la pleurésie, la bronchite chronique, la pneumonie et toute maladie ayant déterminé l'affaiblissement prononcé de l'organisme.

La durée du séjour est en moyenne de deux à trois mois. La plupart des malades sollicitent une prolongation de un mois.

Nous n'avons jamais constaté, dit le docteur Bonnel, qu'un convalescent de fièvre typhoïde se fut comporté en semeur de bacilles. Cette maladie, si fréquente dans certaines villes, à Marseille et à Toulon notamment, est presque totalement inconnue à Porquerolles.

Il y a, à Porquerolles, deux catégories de convalescents bien distinctes au point de vue administratif : les coloniaux et les métropolitains. Les soldats de la légion étrangère sont rattachés aux métropolitains et placés sous le commandement d'un lieutenant détaché du 111e de ligne. En effet, ce groupe de convalescents forme un détachement qui dépend de ce régiment, c'est le dépôt proprement dit. Ce détachement constitue une unité administrative et n'est rattaché à aucune compagnie, ni à la section hors rang. Les convalescents métropolitains et légionnaires sont en subsistance à cette unité administrative. Les convalescents coloniaux sont administrés par le 4e régiment d'infanterie coloniale qui détache à Porquerolles la 9e compagnie où ils sont en subsistance. Il n'y a pas pour eux unité administrative et ils sont commandés par le capitaine de ladite compagnie.

C'est dans ce site incomparable, qui ne connaît ni les froids rigoureux de l'hiver, ni les étés brûlants de la canicule, que nos braves soldats, fatigués par la maladie ou par un séjour prolongé sous les tropiques, viennent fortifier leurs organes affaiblis ; au contact de l'air marin, sous le soleil clément de la Provence, humant à pleins poumons les essences odorantes des pins et des eucalyptus, contemplant à loisir ce panorama grandiose qui repose l'esprit et charme le regard, ils acceptent, avec une sage résignation, leur isolement dans cette île hospitalière qui leur tient lieu de foyers, en attendant la guérison prochaine qu'escompte ardemment leur désir de vivre (Dr Bonnel).

Il existe, à *Prats-de-Mollo* (Pyrénées-Orientales), un dépôt de convalescents destiné aux soldats appartenant à l'armée coloniale. Il fonctionne toute l'année. Le nombre des places est de 101.

Les hommes sont mis en subsistance au 24e colonial, à Perpignan, en attendant le moment d'y entrer.

Le médecin du dépôt peut prolonger leur séjour jusqu'au sixième mois, après quoi ils entrent à l'hôpital ou rejoignent leur corps.

La salubrité de Prats-de-Mollo, m'a fait savoir très obligeamment le docteur Goupil, est bonne, mais les eaux provoquent habituellement des diarrhées d'acclimatement qui réveillent les entérites de Cochinchine.

Au *Château d'Amboise* sont logés 12 soldats d'infanterie coloniale en congé de convalescence, non atteints d'affections épidémiques et contagieuses ; de même à *Portzic*, près de Brest, a été installé un refuge pour la même catégorie de militaires.

Au Congrès d'Hygiène Coloniale, tenu à Marseille en 1909, M. G. Reynaud disait : « *Les sanatoria des pays chauds* remplissent un double rôle de préservation et de traitement. Ils sont très efficaces dans la cure d'un bon nombre de maladies endémiques. » En conséquence : les colonies françaises de la zone intertropicale doivent être dotées de sanatoria (villes de santé, camp de préservation, hopitaux de convalescents ou de traitement), sans lesquels leur mise en valeur est impossible. Ces sanatoria doivent comprendre des habitations hygiéniques, construites suivant les règles adoptées par les pays chauds.

« Il est urgent de mettre à exécution les projets de sanatoria de Timbo, de la Montagne d'Ambre, de Lang-Bian, et le perfectionnement des sanatoria de Cilaos, de Camp-Jacob, de Balata, et de rechercher les emplacements favorables à des établissements semblables dans d'autres colonies.

Dispositions concernant l'Algérie et la Tunisie (Simonin).

Les convalescents de la Légion étrangère sont reçus, pendant la saison d'hiver (du 1er novembre au 1er juin), au dépôt d'Arzew (province d'Oran), créé en 1884 et qui dispose de 188 lits.

Pendant l'été (du 1er juin au 1er novembre), on ne maintient à Arzew que des légionnaires ayant besoin de faire usage des bains de mer.

Les autres sont reçus dans des salles de convalescents organisées dans les garnisons réputées salubres de Sidi-bel-Abbès, Tlemcen, Saïda, Mascara, Aflou et Tiaret.

Quant aux convalescents des bataillons d'infanterie légère d'Afrique, leur répartition est la suivante :

Province d'Alger : camp Suzzoni (près Boghar), pendant l'été (1er avril au 1er novembre).

Laghouat, pendant l'hiver (1er novembre au 1er avril).

Province d'Oran : Méchéria, toute l'année.

Les convalescents des compagnies de discipline et des exclus sont ainsi distribués :

Province d'Alger : Hopital militaire d'Aumale ; ils y sont maintenus jusqu'à complet rétablissement.

Province d'Oran : Méchéria, durant toute l'année ; Aïn-el-Hadjar, durant toute l'année, et réservé aux convalescents provenant des exclus.

Province de Constantine : Biskra, pendant l'hiver (du 1er novembre au 1er avril).

Fort Sidi Mécid (près Constantine), pendant l'été (du 1re avril au 1er novembre).

Les convalescents, maintenus dans leurs garnisons respectives et groupés dans des salles de convalescents, reçoivent les mêmes allocations que les hommes des dépôts de convalescents proprement dits.

En Tunisie (dépêche ministérielle du 11 mai 1905), les convalescents du corps d'épreuve (infanterie légère d'Afrique), sont simplement placés en subsistance dans les détachements occupant les postes reconnus salubres de Zarzis et d'Aïn-Drahim.

Le détachement du bataillon d'infanterie légère d'Afrique, qui occupe Zarzis, reçoit les convalescents des postes de Gabès, Kébili, Médénine et Tatahouine, c'est-à-dire du Sud-Tunisien. Le détachement du bataillon d'infanterie légère d'Afrique, qui occupe Aïn-Drahim, reçoit les convalescents des postes de Tabarka, de Souk-el-Arba et du camp Servière, c'est-à-dire du Nord-Tunisien.

Les convalescents des postes du Kef, d'Aïn-Drahim et de Zarzis, continuent à compter à leurs unités administratives; ils sont simplement mis en position de convalescence.

En Tunisie, nous avons également, *à Carthage*, pour les différents corps de la division d'occupation, un dépôt de convalescents créé en 1902, annexé à la caserne du lazaret, où il a été admis, du 15 octobre 1907 au 15 octobre 1908, 145 convalescents.

Les convalescents vivent à l'ordinaire de leur unité et touchent un quart de vin au moins par jour. Certains hommes, quand leur état de santé l'exige, vivent au régime spécial, sur la désignation du médecin.

Les convalescents, dans la journée, peuvent sortir isolément et faire des promenades, dont les itinéraires sont fixés par le commandant d'armes. Ils ne sont astreints à aucun service militaire et ne doivent pas coucher dans les locaux disciplinaires.

Les maisons de convalescence pour officiers en France.

La *villa Furtado-Heine* à Nice, encore appelée *Villa des officiers de terre et de mer*, fonctionne sous la haute surveillance de l'autorité militaire.

C'est en 1895, que Mme Furtado-Heine a fait donation au Département de la Guerre, pour le compte de l'Etat, de l'ancienne villa, construite en 1812 pour la princesse Pauline Borghèse, agrandie et aménagée pour y recevoir des officiers convalescents. Outre la villa et ses dépendances, la donation comportait une rente annuelle de 60.000 francs 3 % sur l'Etat Français.

La villa Furtado-Heine, ouverte du 1er octobre au 31 mai de chaque année, peut recevoir 33 officiers de tout grade.

La société de secours aux blessés, qui a hérité de l'*établissement du Mont-des-Oiseaux*, a transformé cet ancien sanatorium pour tuberculeux, en maison de convalescence pour officiers.

L'ouverture de l'établissement a eu lieu le premier décembre mil neuf cent sept.

Peuvent y être admis, les officiers de tous grades en activité de service, ou en retraite, appartenant aux armées de terre et de mer et aux troupes coloniales, qui, sans être atteints d'aucune maladie chronique sont anémiés par les fatigues du service ou par un séjour prolongé dans des climats insalubres.

Les demandes d'admission doivent être adressées au siège social de la société, 19, rue Matignon, à Paris, accompagnées d'un certificat médical attestant que le postulant n'est atteint d'aucune maladie chronique et contagieuse.

Les officiers peuvent amener avec eux leur famille, les conditions d'admission étant, dans ce cas, à débattre avec la société.

Le règlement des frais de pension a lieu à la direction de l'établissement du Mont-des-Oiseaux.

Croix-Rouge française et assistance militaire.

La maison de convalescence du soldat, fondation du comité de Rouen des femmes de France, a été officiellement autorisée par une lettre de M. le ministre de la guerre en date du 25 mars 1907.

La maison est située à Boisguillaume, commune importante des environs de Rouen et l'emplacement en a été choisi par M. le docteur Calmette, alors directeur du service de santé du 3e corps d'armée.

Quatre lits seulement sont mis à la disposition de l'autorité militaire, les ressources du comité ne permettant pas encore d'en augmenter le nombre.

Le 22 juillet 1907, on accueillait le premier pensionnaire et depuis cette époque, quarante sous-officiers et soldats, 21 en 1908 et 19 en 1909, sont venus chercher dans cet asile hospitalier, le rétablissement de leurs forces et la guérison complète.

L'administration intérieure de cette maison est confiée à un ménage, le mari, ancien maréchal des logis de gendarmerie, sait y faire régner une discipline douce et régulière. Les convalescents reçoivent, avec la nourriture saine et abondante, des soins aussi assidus que dévoués. Ils retrouvent, en un mot, le vrai foyer familial dont ils sont privés.

La dépense se règle ainsi : une somme de 2 francs par jour est allouée au gardien pour la nourriture de chaque homme; coût annuel de loyer et entretien : 35.000 francs (Le Caducée).

La maison de convalescents d'Echmül, Oran, a été inaugurée officiellement le 27 décembre 1908 :

Ses principaux promoteurs furent le général Lyautey, Mme Pérouse, présidente de l'Union des Femmes de France, M. le Dr Bouloumié, le général Priou et le directeur du service de santé du 19e corps.

Elle peut hospitaliser, très à l'aise, 27 hôtes dont 3 faisant partie du personnel.

Le personnel se compose : d'un directeur gestionnaire, officier en retraite, touchant une indemnité de 1.200 fr.; d'un sous-officier de planton qui veille à l'ordre et à la bonne tenue des pensionnaires, sous la direction d'un gestionnaire, ce sous-officier est couché et nourri à la villa aux frais de l'établissement ; d'un cuisinier civil et de son aide ; un infirmier proprement dit.

Un médecin de la garnison est chargé de passer chaque jour à la villa. Il a à sa disposition une salle de visite-bureau où sont ses armoires à médicaments et à objets de pansements. Ces médicaments sont fournis par la pharmacie de l'hôpital militaire. La villa peut hospitaliser 24 convalescents, dont 2 sous-officiers. Le cinquième de ces places peut être attribué à d'autres corps que celui des légionnaires. Habituellement, 16 à 20 places sont occupées. La durée des séjours est d'un mois avec faculté de prolongation par période de trente jours. La durée totale de séjour ne peut excéder trois mois. La haute direction et le contrôle de la gestion et de la tenue de la villa sont exercés par le conseil central à Paris. Les militaires admis à la villa reçoivent les prestations en deniers et en nature fixées par les règlements sur le service de la solde. Le prix de journée revient à 1 fr. 05. La mise en train a coûté environ 10.000 francs. Le fonctionnement annuel revient à 20.000 francs. Ces fonds ont été fournis par l'ensemble des comités de l'Union des femmes de France (Le Caducèe).

L'initiative privée et les convalescents militaires (Simonin).

M. Maurice Brébant, président du « Foyer du Soldat » de Paris, a exposé en 1900 dans une brochure un projet de création et d'organisation d'établissements, qu'il nomme *Convalescences militaires*, spécialement aménagés, dotés de confort hygiénique, situés au grand air dans des régions salubres, où les malheureux débilités qui, faute de soins suffisants, sont des proies offertes à la tuberculose, pourraient réparer leurs forces amoindries par la maladie.

M. Brébant estime qu'il appartient à l'*initiative privée* d'organiser les convalescences, sous le contrôle du service de santé militaire.

En 1888, est créée l'association tonkinoise, plus connue sous le nom de Croix verte.

L'action de la Croix verte devait s'exercer :

1° Par la création et l'entretien de maisons de convalescence, de sanatoria, de dispensaires, d'ambulances, de maisons de retraites, d'asiles, d'orphelinats ;

2° Par l'organisation de bureaux de secours de rapatriement, de renseignements, de vestiaires, de bibliothèques, etc., etc.

Le fonds social se composait :

1° Des cotisations, du prix de 20 francs par an, réduit à 12 francs pour les sous-officiers, soldats et marins en activité de service ;

2° De subventions, souscriptions, dons, etc. ;

3° Des immeubles nécessaires à l'œuvre.

En fait, la Croix verte aurait, depuis sa création, consacré près d'un million de francs à l'amélioration du sort de 20.000 militaires coloniaux et leur aurait assuré à *Paris*, *Sèvres*, *Nozieux*, *Nancy et Bruxelles* 300.000 journées d'hospitalisation, — 640.000 repas, — 100.000 fr. de secours en espèces.

Elle possède, à l'heure actuelle, une maison de convalescence à Sèvres (Seine-et-Oise) et la maison de retraite de Nozieux, à Saint-Claude-de-Diray (Loir-et-Cher).

La maison de convalescence de Sèvres donne asile uniquement à des militaires ou anciens militaires des troupes coloniales, de la Légion étrangère ou autres, ayant pris part à des expéditions coloniales, — à des soldats en convalescence, réformés ou pensionnés, sans famille et sans foyer. Les soldats convalescents forment 45 % de la clientèle de la Croix verte.

Pour des raisons, qu'il ne nous appartient pas d'apprécier, le Ministre de la Guerre a récemment interdit aux officiers, en activité de service, de faire partie de l'association de la Croix verte (circulaire ministérielle du 2 juillet 1908).

Les convalescents dans les armées étrangères.

Tandis qu'en France nous n'avons qu'un seul dépôt de convalescents (Porquerolles), il y en a treize en *Allemagne*, répartis sur toute l'étendue du territoire. Ils ont de 25 à 100 lits. Voici le relevé de ces établissements :

	lits.
1er à Biesental, près Bernau, garde prussienne.	93
2e à Suderode, dans le Harz, 4e corps..........	27
3e à Landeck, 6e corps..........................	42
4e à Dribourg, 7e corps..........................	48
5e à Norderney, 10e corps......................	30
6e à Sulzbourg, 14e corps......................	67
7e à Rothau, 15e corps..........................	66
8e à Lettenbach, 16e corps......................	93
9e à Hochwasser, 17e corps......................	40
10e à Glassewalds Ruhe, près Dresde, 12e corps royal Saxon	30
11e à Grünbach, dans le Vogtland, 19e corps saxon.	25
12e à Waldeck, près Nagold, 13e corps royal wurtembergeois	50
13e à Beneditbeuren, 1er corps royal bavarois....	100
Total..........................	711

Ces établissements sont commandés par un médecin en chef détaché. Le service militaire est dirigé par un officier, généralement convalescent lui aussi.

Les hommes, suralimentés et soumis à la cure d'air sous des vérandas, sont employés à des exercices de tir, de pointage, de télégraphie optique, de gymnastique, de service de patrouille, etc. Ces exercices sont progressifs (Policard et Simon). Ces maisons de convalescence sont absolument différentes des établissements de cure, qui correspondent à nos hôpitaux d'eaux minérales (Wiesbaden, Landeck, Tepliz, Dribourg, Nauheim, Norderney).

Il existe, en *Allemagne*, des *sanatoria militaires*. Ce sont des constructions assez sommaires, souvent des baraquements dépendant d'un hôpital et où sont admis les tuberculeux guérissables. Il y a un de ces sanatoria à Munich, depuis 1895, et un autre à Detmold ; d'autres sont en construction à Münden et à Saarbrück. Il existe un sanatorium spécial pour officiers, à Arco (Tyrol Méridional), la villa Hildebrand, dirigée par un médecin militaire, disposant de 25 lits et ouverte ,en raison du climat, d'octobre à mai.

Le 13 octobre 1909, a été posée la première pierre de la « Maison des officiers du Taunus », à Falkenstein. Cette cérémonie a eu lieu sous la présidence de M. le professeur Scherning, médecin-inspecteur général de l'armée allemande.

En Russie, il existe sept camps de santé, la plupart

situés sur les côtes méridionales de Crimée et destinés aux plus anciens soldats convalescents de maladies et de blessures graves. Dans l'*armée austro-hongroise*, on a fondé, pour les cas douteux, dans quelques stations convenables, des hôpitaux militaires spéciaux, par exemple à Riva, au bord du lac de Garde ; ce sont des espèces de stations climatériques, mais hélas, on ne peut affecter à ce but que des sommes fort modestes.

D'après le rapport très documenté sur la tuberculose dans les armées communiqué par le médecin-inspecteur italien Claudio Sforza, au Congrès international de médecine de Budapest (1909), il existe en *Belgique* deux hôpitaux militaires possédant des installations spéciales pour le traitement des tuberculeux : l'hôpital d'Ostende (institut balnéaire), où sont traitées les tuberculoses chirurgicales, osseuses, articulaires, ganglionnaires, etc., et l hôpital du camp de Beverloo, où deux pavillons isolés sont aménagés en sanatorium pour le traitement des militaires atteints de tuberculose pulmonaire. Seulement les tuberculeux au premier degré sont admis au sanatorium. Ceux qui, après une période de cure de trois ou de six mois, peuvent être considérés comme guéris, obtiennent un congé de convalescence de 6 mois (renouvelable une fois), ou si leurs parents ne peuvent ou ne désirent pas les recevoir, passent au dépôt des convalescents, section spéciale de l'hôpital du camp, tout à fait distincte du sanatorium. A l'expiration de leur congé, ces hommes sont, ou bien dirigés sur leur corps, pour y prendre leur service ou, si la guérison n'est pas parfaite, proposés pour la pension. Les tuberculeux au 2e ou 3e degré ne peuvent être admis ni maintenus à l'hôpital du camp de Beverloo ; en attendant le règlement de leur pension, ils sont traités dans les autres hôpitaux de l'armée.

Dans l'*armée danoise* on n'a pas de sanatoria militaires mais selon une convention entre le ministère de la guerre et le ministère de la justice, les tuberculeux de l'armée sont traités dans les sanatoria civils de l'Union nationale pour la lutte contre la tuberculose.

Cette union privée a bâti la plupart des sanatoria en Danemark, par des donations; mais quant au traitement des malades, elle est subventionnée par l'Etat. C'est pour cela que les malades civils pauvres ou d'une fortune médiocre, peuvent être traités pour un payement très modéré ; les malades de l'armée gratuitement (selon la dite convention).

Dans l'*armée des Etats-Unis*, les officiers et les soldats tuberculeux sont envoyés à un hôpital spécial, au Fort Bayard, dans le territoire de New-Mexico, aussitôt que la maladie a été reconnue. Cette région des Etats-Unis est sèche, élevée et peu pluvieuse, de manière qu'il est possible de traiter les malades en plein air pendant toute l'année. Quand il est nécessaire de garder les malades en garnison pour peu de temps, ils sont isolés dans les grandes garnisons, dans des pavillons spéciaux et dans les petites garnisons ils ont des chambres isolées.

En *Italie*, en *Espagne*, en *Angleterre*, en *France*, il

n'y a pas de sanatorium militaire. Le dépistage des cas suspects est précoce et l'isolement se fait dans les hôpitaux généraux. Le porteur de lésions avancées est renvoyé dans ses foyers et pensionné s'il y a lieu.

Dans l'armée française, le professeur Lemoine, du Val-de-Grâce, rappelle l'heureuse expression de « traumatisme médical » et admet que la responsabilité de l'Etat est engagée par ce seul fait qu'une tuberculose pulmonaire s'est développée à la suite d'un dommage subi en service commandé. Cette manière de voir s'applique, non seulement à la tuberculose réellement acquise au cours du service, mais aussi aux tuberculoses latentes, réveillées par les fatigues de la vie militaire.

« La conduite à tenir par l'Etat envers les malades sera différente suivant qu'il s'agira de tuberculeux ouverts ou de tuberculeux non contagieux plus ou moins guérissables. Les *contagieux* qui, malgré l'allocation d'une pension viagère, ne pourraient trouver chez eux les ressources suffisantes pour leur isolement et leur traitement, devraient être traités aux frais de l'Etat dans des hôpitaux communaux ou cantonaux voisins du lieu d'habitation de leur famille. Les *sanatoria* ne conviennent pas à ces malades ; on s'exposerait en effet à influencer défavorablement leur moral en les groupant dans des hôpitaux spéciaux qui ne tarderaient pas à devenir de vastes nécropoles. Pour les *non contagieux* et les imminents, l'allocation d'une gratification ne permettrait pas toujours d'obtenir un bon résultat; l'insouciance ou l'ignorance des malades entraîneraient souvent soit la persistance des lésions, soit même leur aggravation ; par suite la gratification temporaire arriverait à se transformer en pension viagère, solution onéreuse pour l'Etat. Aussi est-il de l'intérêt de celui-ci de prendre lui-même en main le traitement des malades de cette catégorie. L'envoi dans un sanatorium est la seule mesure capable de placer les malades dans les meilleures conditions pour obtenir la guérison ou regagner un certain degré de capacité au travail. A leur sortie ils pourraient recevoir une indemnité annuelle et temporaire proportionnelle au degré d'incapacité constatée à ce moment. »

L'administration de la marine sur l'invitation de M. Chéron a tenté depuis le mois de septembre 1909 un essai de *sanatorium pour tuberculeux à Trébéron*, îlot large de 500 mètres et long de 200, situé dans la partie ouest de la grande rade à 10 kilomètres de Brest. Le médecin général Cazamian, dans les Archives de médecine navale du deuxième trimestre 1910, a exposé au complet l'organisation et les indications de l'établissement. D'après lui, cet abri ne devrait être considéré que comme un prolongement de l'hôpital maritime de Brest. Tel n'est pas l'avis du médecin de première classe Hutin, qui, après plusieurs mois de service à Trébéron, a constaté sur 75 malades traités de mai à août, 52 améliorations des symptômes locaux et de l'état général.

Il a eu la parfaite courtoisie de me communiquer son rapport d'ensemble sur le fonctionnement du sanatorium où je relève les appréciations suivantes : « Ce n'est pas, dit-il, quant aux constructions le sanatorium moderne où tout est prévu et aménagé pour la clientèle spéciale à laquelle il s'adresse, ce ne sont pas ces chambres aux parois vernissées, aux angles arrondis, aux parquets carrelés où les poussières chercheraient en vain un refuge. Ici, ce sont de vieilles salles aux murs torchés de chaux, aux planchers fléchissants et disjoints par endroit, aux charpentes orgueilleuses de leur nudité rustique, fières de leur bravade impudente aux règles de l'hygiène ! Mais Tréberon constitue néanmoins un merveilleux *instrument de cure et de préservation ;* c'est un refuge par son isolement, par l'air qu'on y respire, la protection efficace que l'on y trouve toujours contre les deux grands ennemis du « poitrinaire » le vent et les poussières, refuge enfin par le réconfort moral qu'il procure aux plus sceptiques, aux plus désespérés, en ouvrant leur âme à la suprême espérance d'une amélioration certaine ou d'une guérison possible ! »

CHAPITRE IV

Projet de création d'un dépôt de convalescents à l'île d'Aix.

Le hasard qui joue un si grand rôle dans l'existence du militaire m'a fait connaître à mon tour de service la petite garnison de l'île d'Aix ; je dois à cet exil rigoureux l'idée première de ce travail.

Ma proposition est conforme à l'esprit du projet de loi adopté en juin 1910 par le Sénat et transmis à la Chambre des députés. « Tous les corps d'armée, disait le texte officiel, seront successivement pourvus par groupement d'un sanatorium militaire pour convalescents. Une loterie sera autorisée pour couvrir la dépense engagée. Il y aura lieu de signaler les établissements qui, par suite de leur aménagement ou à cause de leur situation climatérique, seraient susceptibles d'être mis en valeur dans ce but. »

Les villes d'Auch et de Séez ont offert leur séminaire; le local de cette dernière ville a déjà été accepté.

Mon projet vise l'utilisation d'une ressource locale : le *Fort Liédot.*

Le *Fort Liédot*, commencé en 1808 sur les plans de Napoléon Ier et terminé en 1832, était un fort bastionné suivant les idées de Vauban. En 1874, il servit à faire une série d'expériences en vue d'adapter les fortifications aux nouveaux canons rayés. A cet effet, il fut bombardé par une batterie de l'île, la batterie du Moulin et par un bateau bombarde mouillé aux abords de l'îlot d'Enet.

Les dégats furent considérables et montrèrent les défectuosités des ouvrages de défense ainsi construits ; en 1878, on répara les maçonneries suivant les idées tirées de l'expérience et une construction nouvelle dont le tracé est un carré parfait fut élevée à la pointe nord de l'île d'Aix, sur l'emplacement de l'ancien fort. Ses abords sont d'un accès facile, un bois ombreux et très étendu la protège contre les vents du large, une petite plage bien abritée se trouve dans son voisinage immédiat.

Un corridor voûté, de 20 mètres de longueur, conduit à une cour intérieure carrée de 30 mètres de côté dont le centre est occupé par un puits muni d'une pompe dont l'eau n'est utilisée que pour les lavages.

Les trois côtés de la cour, autres que celui de l'entrée, sont occupés chacun par 4 chambres voutées dans lesquelles on pénètre de plein pied et qui s'ouvrent par de larges portes vitrées à l'extérieur. Ces chambres qui sont humides par endroits en hiver présentent des garanties d'hygiène suffisantes en été, et ont la contenance normale suivante, donnée par le service du génie.

4 chambres de droite 17m×6m	pouvant loger 20 hommes, total :	80 hommes.
3 chambres du fond 11m×6m	— 14 hommes, total :	42
3 chambres de gauche 12m×6m	— 14 hommes, total :	42
	Total	164 hommes.

1 chambre du fond 11m×6m	pouvant loger	4 sous-officiers.
1 chambre de gauche 12m×6m	—	4
	Total :	8 sous-officiers.

Une terrasse supérieure à laquelle on accède par deux escaliers situés au débouché du corridor d'entrée, s'étend au-dessus des trois côtés occupés par les chambres et constituerait un lieu de repos baigné de lumière et de soleil favorable aux convalescents.

Une citerne, de la contenance de 212.000 litres, recueille les eaux de pluie qui avant d'arriver dans son intérieur, passent sur un filtre à sable. Le service du génie vient d'y adapter récemment deux appareils dégrossisseurs Belloc. Cette eau a été reconnue potable à l'analyse ; si des doutes devaient naître sur sa pureté, il y aurait lieu de demander au ministère de la guerre l'autorisation de s'approvisionner à l'appareil destiné à stériliser l'eau de mer dont la création sera réalisée dans la place avant la fin de cette année.

Il existe une cuisine avec fourneaux en briques et ustensiles, un poste de police, des locaux disciplinaires et des latrines suffisantes pour l'effectif prévu. D'ailleurs les diverses salles sont occupées régulièrement chaque année pendant la durée mensuelle des écoles à feu par les artilleurs coloniaux de Rochefort et par les hommes du 4e régiment d'artillerie à pied.

En fixant à 100 le nombre des convalescents à admettre au dépôt, quelques améliorations indispensables pourraient être apportées au casernement.

Par la simple élévation de cloisons en planches on transformerait les pièces inoccupées en salle de visite, salle de réunion, chambre pour l'infirmier de garde, réfectoires, etc. Bancs, tables, moyens d'éclairage, lits et objets de couchage, lavabos de fortune seraient à installer le plus tôt possible. Un grand local situé au fort « La Rade » est converti avec facilité tous les ans en chambre de troupe mise à la disposition des élèves brigadiers, réunis dans la place pour suivre les cours du peloton d'instruction.

Il serait aisé de remédier aux quelques défectuosités de confort inévitables dans une construction qui n'est pas destinée à ce rôle salutaire et dont l'existence signalée encore aujourd'hui au dépôt de Porquerolles, n'entrave pas cependant le rendement hygiénique de cet établissement. Les petites imperfections seraient compensées dans une large mesure par la vie au grand air et la salubrité du climat.

La saison ne saurait avoir une durée supérieure à quatre mois, en raison de la température inégale aux autres époques de l'année.

L'occupation produirait son maximum d'effet du 15 juin au 15 octobre. Un même malade, à moins d'indication spéciale, ne pourrait séjourner plus de 60 jours.

Peut-être la date d'ouverture sera-t-elle trouvée trop précoce par le haut commandement de l'artillerie, dont les tirs de guerre à la mer finissent habituellement le 30 juin. Il appartient à l'autorité supérieure de prendre une décision sauvegardant à la fois les intérêts de l'instruction et ceux des malades.

Les hommes souffrants seraient placés en traitement à l'Infirmerie-Hôpital. Le trajet de 900 mètres, qui sépare le fort du village, serait effectué, en cas d'indisposition sérieuse, sur la « fourragère » aménagée, qui assure en permanence le service des transports à l'intérieur de l'île.

Les convalescents dont l'état serait jugé grave seraient évacués sur l'hôpital militaire de La Rochelle.

Le dépôt de l'île d'Aix serait réservé, en principe, aux militaires convalescents privés de famille et aux malades et blessés gravement atteints en service commandé, appartenant au 18ᵉ corps d'armée.

Le voisinage de Bordeaux et de Saint-Nazaire semblerait militer en faveur de l'acceptation de certains soldats rapatriés des colonies ; ce serait là une question à étudier ultérieurement.

La pénurie si regrettable de médecins ne saurait être un obstacle à sa création.

A l'époque des désignations pour les saisons thermales, un médecin-major de 2ᵉ classe serait choisi pour remplir les fonctions de chef de service. Un caporal en qualité de secrétaire et deux infirmiers de la 18e section, lui seraient adjoints.

Au *point de vue administratif*, le dépôt serait placé sous la haute direction du général de brigade commandant la subdivision de Rochefort, représenté à l'île d'Aix par le capitaine d'artillerie commandant d'armes. Un lieutenant commanderait le dépôt. Si l'on admettait la gestion directe de cette unité, un comptable sous-officier et un cadre réduit pour la surveillance de la discipline deviendraient nécessaires. L'emploi du temps serait fixé après entente avec le service médical.

Les militaires admis au dépôt de l'île d'Aix recevraient les prestations en deniers et nature fixées par le règlement sur le service de la solde. Aussi bien ils pourraient être nourris par les soins de la 1re batterie du 4e régiment d'artillerie à pied, où ils seraient placés en subsistance, qui détacherait un cuisinier au fort Liedot et qui percevrait, pour eux, un supplément de 0 fr. 25 par jour et par homme.

1 plat de viande ou de poisson ; 1 plat de légumes ; 1 dessert, 1 quart de vin, composeraient le menu habituel des repas.

Les sous-officiers pourraient vivre à la cantine pour un prix à fixer dans la suite. Le règlement prescrit pour eux : 1 hors-d'œuvre ; 2 plats de légumes ; 1 plat de viande ; 2 desserts.

La viande qui alimente la troupe est visitée par le médecin à La Rochelle et arrive chaque jour à l'île d'Aix.

Tel est dans ses grandes lignes « le devis de fonctionnement » de ce dépôt. Il n'est pas besoin d'insister en phrases sonores et retentissantes sur son utilité. Il ne satisfera pas sans doute les exigences des plus difficiles, mais son installation apparaît pratiquement réalisable et mérite d'être prise en considération.

Ce lieu de repos constituerait, sur la voie souvent longue et douloureuse qu'est obligé de suivre le soldat malade, une halte nouvelle, pleine de réconfort et d'agrément.

« Quand on veut bien réfléchir, disait le médecin-major Ponsot, à toutes les dépenses occasionnées par les frais de route, les décomptes divers des envois en convalescences ; quand on suppute la somme des journées d'hôpital nécessitées par les récidives et les rentrées réitérées, le nombre des gratifications et des pensions qui leur succèdent si souvent en dernière analyse, on peut se demander si l'établissement des maisons de convalescence serait si onéreux pour le budget ? »

Afin de permettre au lecteur d'avoir une idée aussi exacte que possible de l'île d'Aix, j'ai fait suivre ce projet d'une étude détaillée de la localité.

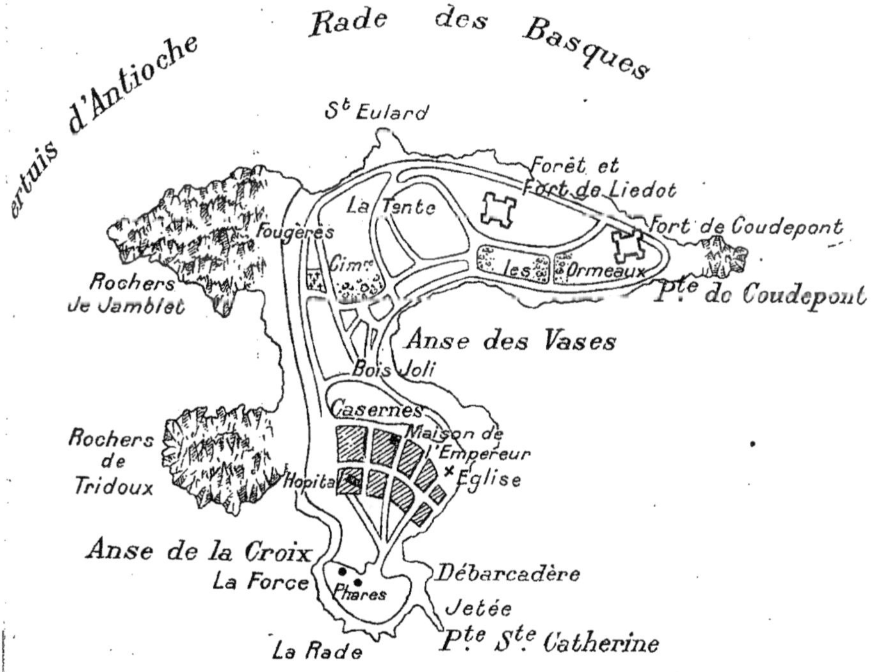

Rade des Basques
ertuis d'Antioche
St Eulard
Forêt et
Fort de Liedot
La Tente
Fort de Coudepont
Fougères
Cimre
les Ormeaux
Pte de Coudepont
Rochers
de Jamblet
Anse des Vases
Bois Joli
Casernes
Maison de
l'Empereur
Rochers
de
Tridoux
Hopital
Église
Anse de la Croix
La Force
Phares
Débarcadère
Jetée
Pte Ste Catherine
La Rade

Plan de l'Ile d'Aix

CHAPITRE V

Géographie médicale de l'Ile d'Aix (1).

Historique.

L'île d'Aix, d'après certains auteurs, tire son nom du terme saxon Eïa ou Aïa, qui veut dire inondé ; mais il est plus probable que son éthymologie date de la domination romaine, par simple corruption du mot « Aquœ ». Le plus ancien document où il est fait mention de son origine remonte au VIe siècle et encore l'authenticité des « Acta sanctorum » est-elle contestable. Pendant les trois années consécutives à cette époque, elle a été, au même titre que les régions voisines, le théâtre de luttes intermittentes entre les Germains, avides de conquêtes, et les Francs, créateurs de l'hégémonie nationale. Au Xe siècle, les Northmans abordent sur son territoire et démentèlent le prieuré conventuel que les moines de Cluny venaient d'élever au lieu appelé

(1) Quelques emprunts ont été faits pour la rédaction de cette étude au livre de mon camarade, le médecin-major de 2e classe Garnier, *L'île d'Aix à travers le temps.*

aujourd'hui « les Ormeaux ». Durant toute la période du moyen âge, les seigneurs de Châtelaillon exercent sans contrôle leur suzeraineté sur ce modeste fief. Après le traité de Brétigny (3 mars 1360), l'île passe aux mains des Anglais, qui, douze ans plus tard, à l'issue d'une bataille navale malheureuse, la restituent à la France.

Sous l'effet des mouvements lents de l'écorce terrestre et de l'action érosive des flots, la presqu'île se sépare du continent, vers 1410, mais une chaussée naturelle, disparue vers le milieu du XVIIe siècle, continue à la relier à la terre et on peut, à marée basse, y accéder à pied sec.

Les guerres de Religion et les troubles politiques qui désolent le pays, au XVe siècle, ne respectent pas son isolement ; et au moment de la reddition de La Rochelle (30 octobre 1628), l'île, privée de ses franchises et de ses privilèges, se trouve dans un état de dénuement complet.

La création du port de Rochefort, décidé par Colbert, en 1665, va lui assurer une période de prospérité. Vauban trace le bourg en 1699, il l'entoure de remparts et de fossés et fait élever un fort garni de meurtrières et de machicoulis où il place une garnison de 500 hommes et 24 pièces d'artillerie ; en 1757, les Anglais détruisent ce donjon fortifié et pillèrent les habitations. Une chanson satyrique, l'*Aixiade*, commémora cet exploit facile et fit ressortir, en même temps que leurs exactions brutales, la retraite précipitée des vainqueurs.

Louis XVI dote l'île d'Aix de batteries nouvelles et d'une ambulance; le général, marquis de Montalembert, édifie, en 1780, une redoute entourée de fortes palissades en planches, qui devient bientôt hors de service, par l'effet de l'humidité.

Par ordre de la Convention, sous le régime de la Terreur, de nombreux ecclésiastiques furent déportés sur des navires ancrés en rade ; plus de deux cents furent ensevelis aux abords de l'église paroissiale et dans les sables de Tridoux.

Désireux d'organiser des escadres chargées de défendre nos côtes, le Premier Consul pressa l'armement de ce point stratégique. Il fait élever, en 1808, la maison du commandant de la place, le fort Boyard, le fort Liedot et intime l'ordre à un général, à plusieurs officiers supérieurs et à 4.000 hommes de troupes, de s'installer sur cet îlot et de résister à toutes les attaques de la flotte anglaise.

A la suite de l'affaire des Brûlots, la fortune des armes, si longtemps fidèle au grand Empereur, l'abandonne sans espoir de retour. Et le 15 juillet 1815, Napoléon, quittant définitivement l'île d'Aix, se réfugie à bord du *Bellérophon*, sous la protection des lois de l'Angleterre.

Dans la deuxième moitié du XIXe siècle, l'île a servi, à plusieurs reprises, de lieu de relégation pour nos prisonniers de guerre, nos détenus politiques et nos condamnés de droit commun. Pendant la guerre de Crimée, un millier de soldats russes, avec vingt-cinq femmes et autant d'enfants, y furent logés et surveillés par une compagnie de grenadiers et de voltigeurs. Pendant la guerre franco-allemande, deux cents prisonniers prussiens séjournèrent dans les casernes Vaudreuil et Montalembert.

Après la Commune, 700 insurgés furent enfermés au fort Liedot. En 1886, 500 condamnés aux travaux forcés, à la suite d'une avarie de navire, furent débarqués dans l'île, où ils restèrent pendant six mois, sous la garde de soldats d'infanterie de marine. Au moment de l'affaire de Faschoda, des troupes métropolitaines ont été concentrées en ce point stratégique qui, en cas de mobilisation, est appelé à devenir un centre de défense important.

Situation.

L'île d'Aix est placée dans le pertuis d'Antioche, parallèlement à la côte de l'Aunis, en face de l'embouchure de la Charente. Elle est encadrée, à 20 kilomètres au Nord-Ouest, par l'île de Ré ; à 9 kilomètres au Sud et à l'Ouest par l'île d'Oleron. Elle est exposée, dans sa longueur, au Nord, Nord-Sud, et dans sa largeur, à l'Est, Est-Ouest. Elle est située par 3° 31'5" de longitude Ouest et par 46° 0'15" de latitude Nord.

Elle a l'aspect général d'un haricot recourbé rétréci

au niveau du hile et dont les extrémités, allongées et inégalement rabattues vers son bord concave, seraient tournées vers le littoral. L'étroite bande de terre qui la constitue mesure 3 kilomètres dans sa plus grande longueur, quant à sa largeur, elle est très irrégulière, elle varie de 200 à 1.500 mètres.

Topographie.

L'île d'Aix n'est pas accidentée, sa surface est à peu près plane, son altitude moyenne au-dessus du niveau de la mer est de 4 mètres ; vue du large, elle apparaît, selon l'expression du médecin-inspecteur Fournié, comme un radeau flottant à l'horizon de la grande côte. Les anciens remparts et les talus des batteries actuelles forment autour du village une ceinture de remblais artificiels qui semblent donner à l'agglomération une situation déclive. En réalité, deux pentes légères partent de son point central culminant pour se diriger, l'une au Nord, l'autre vers le Sud. La côte la plus élevée, située en face de la rade des Basques, atteint le chiffre 20.

La végétation est rare, des touffes de tamarins, des chênes-verts nains, quelques beaux ormeaux, croissent dans les endroits bien abrités. Les vents violents brûlent les jeunes pousses et contrarient le développement des arbustes. Un seul bois, composé de pins et d'essences variés, mérite, par sa belle tenue, la dénomination quelque peu prétentieuse de « forêt locale ». Il s'étend sur une superficie de dix hectares, autour du fort Liedot.

Description.

Les contours de l'île sont sinueux, aussi l'étendue de son périmètre atteint-elle sept kilomètres. Les quatre rives ont une physionomie bien différente. La côte qui fait face au continent est basse, sablonneuse ; quand les eaux se retirent, les vases la transforment en une lagune noirâtre de grande étendue et d'aspect peu agréable. Sur ses bords se voit l'emplacement d'un ancien marais salant, dont les rigoles ont été utilisées par les insulaires pour l'engraissement des huîtres.

La côte Ouest, plus rectiligne, possède en son milieu une jolie plage de sable dur, sur laquelle viennent déferler, souvent avec violence, les lames qui se brisent au large, contre les écueils de Tridoux et de Jamblet. L'exploration de ces bancs de rochers, découverts à marée basse, sur une étendue de 1.500 mètres et qui reçoivent de plein fouet les vents dominants, constitue une promenade des plus intéressantes.

La côte Sud est déchiquetée, escarpée, continuellement battue par les vagues, qui viennent se briser jusqu'au pied des remparts.

La côte Nord, sauvage et pittoresque, est la plus élevée. Des ajoncs, des genêts, des bosquets touffus, puis plus loin quelques landes maigres et dénudées, recouvrent le dos des falaises qui tantôt surplombent à pic les flots écumants, tantôt s'abaissent, pour abriter dans une échancrure, de petites criques de sable fin.

Les écueils qui la bordent sont très dangereux pour la navigation et l'on peut voir encore, pendant les basses mers des grandes marées d'Equinoxe, les ancres et les canons de la frégate française l'*Eole*, qui se perdit corps et biens dans ces parages.

Nature du sol.

L'île d'Aix est une terre détachée de l'ancien littoral ; elle est presque exclusivement formée par une couche de grès vert, qui sert de limite à l'oolithe qu'elle recouvre et à la craie dont, à son tour, elle est recouverte. Ce gîte épais de 2^{m} 50, est composé de dépôts de sable et de grès ferrugineux ou chlorité avec indice de lignite et de marnes plus ou moins argileuses. La couche de terre arable ne présente, sur toute son étendue, qu'une faible profondeur.

Faune.

On trouve, à l'île d'Aix, de nombreuses espèces de gibier d'eau. Au moment de la migration, les alouettes de mer, les pluviers argentés, les petits pluviers à collier, les vanneaux, plusieurs variétés de chevaliers et de bargues, s'éploient, en vol compact, le long du rivage. Les maubèches, le grand et le petit courlis, l'oie et le canard sauvages, les goëlans, les mouettes, les macreuses, vivent par bandes aux alentours.

De rares lapins de garenne se terrent dans les tertres des fortifications et quelques oiseaux de passage, grives, tourterelles, ramiers, corneilles, élisent domicile dans les parties boisées. Le lézard vert est le seul reptile qu'on y rencontre. Il n'y a pas de moustiques.

Flore.

Toutes les plantes continentales croissent, à l'abri, sur la maigre couche d'argile qui recouvre le sol et qui emprunte sa fertilité à l'humidité du sable sus jacent. On montre, à titre de curiosité, dans la cour du presbytère, un olivier rabougri dont la végétation est loin d'égaler la luxuriance habituelle de ceux de Provence.

Les rochers sont tapissés de diverses espèces de varechs. Sur les sables poussent les immortelles, le pavot cornu, la giroflée sauvage et l'asperge marine. On ramasse en grande abondance le fenouil marin et l'absinthe santonique. Les propriétés antihelminthiques de cette dernière plante ne sont pas ignorées des insulaires, qui font un large usage de ses infusions, non dépourvues de toxicité.

Climatologie.

La pression atmosphérique dépend à la fois de la longitude, de la latitude et de l'altitude. Pour l'année

1909, les valeurs barométriques moyennes mensuelles, enregistrées au sémaphore, ont été les suivantes :

Janvier	767m/m	Juillet	762m/m
Février.	757m/m	Août.	763m/m
Mars.	762m/m	Septembre. . . .	762m/m
Avril.	759m/m	Octobre.	763m/m
Mai	764m/m	Novembre	759m/m
Juin	762m/m	Décembre	766m/m

La pression barométrique annuelle se maintient, pour l'île d'Aix, à 763 millimètres environ. Les oscillations irrégulières y sont rares. Elles se font en général lentement, sans brusqueries. On peut donc conclure à la stabilité de la pression atmosphérique de ce coin de la côte Atlantique et à son élévation relative, deux conditions favorisantes de l'ampliation thoracique et de l'hématose.

La direction du *vent* dépend beaucoup de la situation topographique du lieu. Elle est sensiblement la même pour toutes les stations qui s'échelonnent sur cette partie du littoral, qui va de la Loire à la Gironde.

De l'étude des registres d'observations tenus à la Bourse de commerce de La Rochelle, il résulte qu'à l'île d'Aix il règne, neuf mois sur douze, des vents Ouest ou Nord-Ouest, vents du large caractéristiques de l'anémologie de la contrée. Leur violence est surtout considérable en hiver et au printemps et il n'existe, hélas ! dans l'île, aucun écran protecteur capable de les atténuer.

Lorsqu'on va à la mer, moins pour se baigner ou se distraire que pour respirer l'air marin, il importe de se préoccuper de savoir si, à l'endroit où l'on se propose de séjourner, la brise de mer souffle avec une fréquence satisfaisante et si les vents de terre ne dominent pas. C'est un élément qu'on ne fait guère entrer en ligne de compte et que les médecins eux-mêmes paraissent prendre rarement en considération, lorsqu'ils sont appelés à désigner à leurs clients la région maritime qui leur convient le mieux.

Il faut dire que les moyens d'information font presque entièrement défaut.

J'ai trouvé, dans un numéro du journal *La Nature*, de juillet 1910, le résultat de quatre années d'observations publiées à ce sujet.

L'auteur dit : Sur la côte de la Mer du Nord et sur celle de la Manche, qui sont exposées au Nord-Nord-Ouest, les vents de mer prédominent dans la saison chaude. Cette prédominence est généralement plus grande en juillet et plus petite en septembre. Dans ce dernier mois (et aussi en juin), les vents de terre prennent même le dessus en certains endroits.

Sur la côte méridionale de la Bretagne, tournée vers le Sud-Sud-Ouest, le vent souffle plus fréquemment de l'intérieur des terres que du large, sauf en août. A partir de l'embouchure de la Loire, les vents marins dominent tout au moins de juin en août.

Le long du rivage méditerranéen, les vents de terre sont les plus fréquents, excepté vers Nice.

Humidité.

La vapeur d'eau que l'atmosphère renferme, soit à l'état invisible, soit sous forme de brouillard et de pluie, joue un rôle considérable dans la climatologie d'une contrée : celui d'un manteau protecteur, empêchant les trop grandes variations thermiques. Par elle sont atténués, d'une part, les effets d'un soleil trop violent et, d'autre part, l'émission de chaleur que font vers le ciel la terre et les objets répandus à sa surface.

En représentant l'état hygrométrique de l'air, c'est-à-dire son humidité relative, en centièmes (le chiffre 100 indiquant que l'air est saturé d'humidité), Herman Weber a classé ainsi qu'il suit les climats (Quintrie).

Très sec, au-dessus de	55 p. 100
Sécheresse moyenne, entre. . . .	55 et 75 p. 100
Humidité moyenne, entre	75 et 90 p. 100
Très humide, entre	90 et 100 p. 100

Or, pour les régions côtières de la Charente, il résulte des relevés, que nous nous sommes procurés, que les moyennes saisonnières et mensuelles oscillent entre 70 et 80 % ; la moyenne annuelle étant environ de 77 %.

L'île d'Aix se classe parmi les stations relativement pluvieuses. Cette constatation n'enlève rien à l'excellence de son climat. On sait, en effet, que la pluie purifie l'air en précipitant ses poussières, élève et rend uniforme le régime thermique des pays où elle est fréquente ; en outre, par suite de la nature sabloneuse du sol de l'île, la filtration de l'eau est rapide et l'humidité est passagère. Enfin, bien que les jours de pluie soient de 150 environ par an, nombreux surtout au printemps, il est à retenir qu'à l'île d'Aix la pluie tombe exceptionnellement toute la journée, que, le plus fréquemment, elle s'abat en averses séparées par des intervalles de plusieurs heures au cours desquelles le soleil brille et qu'elle se produit de préférence le matin et la nuit.

Pour bien établir la *température de l'air* qui classe une région en chaude, froide ou tempérée, il importe surtout de connaître exactement la quantité moyenne de chaleur répartie par année, par saison, par mois, par jour. Mes recherches ont porté sur une période de quatre années.

Moyennes annuelles. — Elles donnent :

Pour 1905, 13°8
Pour 1906, 13°8
Pour 1907, 13°2
Pour 1908, 12°8

Moyennes saisonnières :

Automne	13°1	Printemps.	11°5
Hiver	5°3	Eté	19°6

En somme, caractère tempéré du climat : l'hiver n'est pas froid, l'été supportable et les températures de transition, automne et printemps, sont d'une réelle douceur.

Moyennes mensuelles. — Déduites des températures maxima et minima, elles sont en :

Janvier	5°	Juillet	18°2
Février.	5°5	Août.	19°7
Mars	7°8	Septembre	17°7
Avril	10°9	Octobre	12°8
Mai	14°2	Novembre.	9°3
Juin.	17°7	Décembre.	6°2

Ces chiffres permettent d'affirmer, avec J. Arnould, « que la région française du Sud-Ouest n'est pas plus froide dans les trois premiers mois de l'année, que la région méridionale de Valence à Marseille, à condition de toucher à la bande littorale atlantique ».

Moyennes diurnes. — La connaissance du degré de chaleur aux diverses heures du jour, est importante à préciser pour le médecin qui cherche à se guider dans le choix d'une station. Il importe, en effet, non seulement qu'un climat soit tempéré, mais qu'il soit aussi stable. Quelques relevés m'ont permis de constater, à l'île d'Aix, des écarts thermométriques assez considérables. Néanmoins la différence entre les températures diurnes maxima et minima, n'a jamais dépassé 10°, alors que, dans certaines villes du Sud-Est, elle est de 12 et 15 et à Arcachon de 8°9 seulement.

Division administrative.

L'île d'Aix compte parmi les communes du département de la Charente-Inférieure. Elle fait partie du canton de Rochefort, dont elle est éloignée de 18 kilomètres. Une égale distance la sépare de La Rochelle. Son extrémité Nord se trouve située à 10 kilomètres de Châtelaillon et sa pointe Sud à 7 kilomètres de Fouras et à 9 kilomètres de Boyardville.

Sa superficie totale est de 130 hectares ; 23 hectares sont plantés en vignes ; 10 comprennent des pâturages ; 15 sont occupés par des jardins et des cultures maraîchères.

Les forts, les batteries, les établissements et les terrains militaires couvrent la plus grande partie de sa surface, car en temps de guerre cette place forte est appelée à défendre l'estuaire de la Charente et l'arsenal de Rochefort.

Le *village* est situé dans la partie méridionale de l'île où deux débarcadères permettent d'aborder ; l'un est un plan incliné en maçonnerie ne pouvant être utilisé qu'à marée haute, l'autre est une jetée terminée en 1886, qui permet d'accoster à toute heure.

Avant de pénétrer dans son enceinte, on franchit, sur un pont-levis, le fossé à moitié rempli d'eau, large et profond de trois mètres, qui borde la contrescarpe des vieux remparts existants. Puis on débouche sur la place d'Austerlitz, vaste pelouse gazonnée, coupée de sentiers qui est limitée, à droite, par la première rangée des maisons. Un double pont-levis conduit, à gauche, vers le fort « La Rade », où se trouvent plusieurs batteries, des locaux communs, un édifice neuf et bien aménagé servant de casernement aux marins de la défense fixe du IVe arrondissement, un poste de télégraphie sans fil, un projecteur électrique et deux tours qui supportent, l'une la phare à feu scintillant, l'autre un écran de verre rouge placé en face du rocher d'Antioche. Au Nord, deux portes, munies de pont-levis, permettent de sortir du village ; un chemin vicinal bien entretenu fait le tour de l'île et dessert, vers sa terminaison, le chalet isolé d'un gardien de batterie. Au quart de son parcours, il laisse, à l'Ouest, Bois-Joli, hameau de cinq maisons, et un peu plus loin, Fougères où l'administration maritime possède un poste de machinerie pour projecteur électrique et quelques chambres confortables. Un sixième pont-levis conduit, à l'Ouest, à la petite plage excavée de l'anse de la Croix, la plus rapprochée du village.

Une succession de canons constitue, autour de cette terre étroite, une ceinture efficace de protection. Ce sont, en allant de l'Ouest à l'Est, les batteries de la Rade, de la Force, du Moulin, de Tridoux, de Bois-Joli, de Jamblet, de Fougères, de la Tente, de Saint-Eulard, de Liedot et de Coudepont.

Le diagramme des *voies publiques* du village est assez exactement représenté par la lettre H circonscrite dans un cercle. Le périmètre de la circonférence répondrait au chemin constituant le tour de ville, les branches verticales et la branche horizontale légèrement prolongée aux trois uniques rues, larges et bien entretenues.

Parmi les édifices dont le volume attire l'attention, il

faut citer l'*hôtel de ville*, construction récente et sans caractère, l'*église* paroissiale, qui occupe, avec la manutention, les restes d'un monastère détruit par les protestants au XIIe siècle, la petite tour à signaux du sémaphore, la poudrière de la garnison, les casernes, l'Infirmerie-Hôpital et l'habitation du commandant d'armes, appelée MAISON DE L'EMPEREUR.

Les *deux casernes* (Vaudreuil et Montalembert) sont situées à l'Ouest du village, dans le prolongement l'une de l'autre ; elles ne sont séparées que par la largeur d'une rue et comprennent, à droite et à gauche d'une allée centrale qui constitue leur axe, des bâtiments à simple rez-de-chaussée, bien entretenus et suffisants pour les besoins normaux de la garnison.

L'*Infirmerie-Hôpital*, construite en 1908, est située à l'angle Sud-Ouest du village ; elle est isolée des autres bâtiments par un jardin circulaire et complètement séparée du dehors par un mur d'enceinte élevé. Le corps de logis se compose d'un unique rez-de-chaussée surélevé de 50 centimètres au-dessus du sol, disposé en forme de T ; sa façade principale, orientée vers le Sud, répondrait à la ligne horizontale de la lettre. Elle est protégée par un toit épais de ciment armé et comprend les divers locaux prévus par les nouvelles circulaires ministérielles : salles d'attente, de visite, de pansements, de pharmacie, salle de bains, tisanerie, chambres d'isolement, etc. Elle renferme 15 lits, chiffre bien supérieur à celui des besoins habituels, mais rendu nécessaire en cas de guerre, par le nombre élevé des occupants.

« Au tournant d'une des trois rues, raconte G. Larroumet, dans un récit de sa visite à Aix, un édifice un peu plus élevé que les maisons voisines attire l'attention, non qu'il ait beaucoup plus de style ; ses deux étages sont, comme on dit dans l'armée, « du modèle général », c'est-à-dire d'une parfaite banalité, mais le fronton est surmonté de l'aigle impériale et encadre cette inscription, qui brille sous le soleil pâle.

A LA MÉMOIRE DE NOTRE IMMORTEL EMPEREUR
NAPOLÉON Ier (15 JUILLET 1815)

Tout fut sublime en lui, sa gloire et ses revers,
Et son nom respecté plane sur l'univers.

« Remplissez donc votre siècle de poésie épique, pour être célébré dans ce style ! Deux lignes d'histoire seraient ici d'un autre effet. »

« Mais cette impression de ridicule dure peu, chassée par l'émotion. Je pénètre dans un vestibule aux murs nus, d'où part un large escalier de pierre conduisant à une petite porte cintrée. L'empereur a gravi cet escalier, suivi par les amis de la dernière heure, ses éperons d'argent ont sonné sur ces dalles et sous cette porte basse a passé la silhouette légendaire : le buste court sous l'habit vert, les jambes fines dans les hautes bottes, la grosse tête pâle sous le petit chapeau.

« Mon guide ouvre la porte et s'enfonce dans l'ombre,

il pousse les volets d'une fenêtre et la lumière entre à flots. Elle éclaire une chambre carrée de dimensions moyennes, une fenêtre et un balcon donnant sur un petit jardin où quelques arbres ont grandi. Il y a 80 ans, aucun d'eux n'existait encore et la vue s'étendait librement par dessus la clôture et le rempart, jusqu'à la mer que l'on aperçoit à travers les branches.

Sur la cheminée, une copie en marbre du buste de Napoléon, par Chaudet ; en face des fenêtres, drapées de reps grenat, une alcôve avec des rideaux de même étoffe et un lit de noyer à garniture de cuivre. Aux murs un papier à fleurs bleues et vertes ; au milieu, une table ronde en acajou au dessus de drap vert.

« Autour de la table, disposés comme pour un conseil, 4 fauteuils d'acajou garnis de velours vert et 4 chaises de noyer à fond de paille, dont le dossier encadre des aigles grossièrement figurées.

« Sur le parquet, un tapis usé à larges dessins rouges et verts, c'est ici, sur cette table, que Napoléon a écrit la fameuse et superbe lettre au régent d'Angleterre. »

Hygiène générale.

Les habitations de l'île n'ont, pour la plupart, qu'un rez-de-chaussée. Cette faible hauteur est voulue et a pour but de moins les exposer à la violence du vent. Beaucoup ont leur charpente en bois d'épaves, tant les naufrages étaient autrefois fréquents dans ces parages. Les toits sont recouverts de tuiles, les murs sont en moëllons blanchis en dedans et au dehors à la chaux. Cette coloration crue, répandue uniformément à l'extérieur, donne à l'ensemble de l'agglomération, les jours de luminosité intensive, l'aspect d'un village d'Algérie. L'intérieur est, en général, peu spacieux ; des carrelages en briques plates ou des lattes de bois recouvrant le sol, rarement la terre battue tient lieu de plancher. L'ameublement est propre ; un grand lit gonflé de paillasses épaisses et de couettes, un bahut reluisant, garnissent habituellement la chambre principale. Dans la pièce voisine, quelques fleurs voyantes artificielles, des images représentant des sujets politiques ou patriotiques, un dressoir garni de faïences multicolores, complètent le mobilier. Souvent une cour ou un jardin situé sur le derrière, abritent la cuisine et la buanderie.

Des rideaux de guipure blanche, soigneusement relevés et étendus sur le dossier des chaises, selon la mode charentaise, à cause de la fréquence des pluies, ornent les vitres reluisantes des fenêtres.

Eaux potables.

Il n'existe pas dans l'île de *cours d'eau* ni de *sources* émergentes ; une quinzaine de *puits* particuliers mal établis, non étanches, la plupart ouverts et voisinant avec des fosses d'aisances, suffisent à l'approvisionnement des particuliers. L'eau qu'ils renferment est quelquefois saumâtre, l'analyse chimique y révèle une grande quantité de calcaire.

Une citerne, située au fort « La Rade », d'une contenance de 120.000 litres, régulièrement approvisionnée par des bateaux spéciaux de la marine, en eau de source, est réservée à l'alimentation des matelots.

Quatre puits servent aux besoins de la garnison : le puits de la place d'Austerlitz, le puits de l'Infirmerie-Hôpital, et les puits des casernes Vaudreuil et Montalembert. Ils sont tous munis d'une pompe, régulièrement construits par le service du génie et à l'abri des souillures. Leur profondeur varie entre sept et dix mètres et le niveau de la nappe souterraine affleure en général à 5 mètres de l'orifice. Les caractères organoleptiques du liquide sont rassurants, mais les renseignements fournis par l'analyse bactériologique bi-mensuelle indiquent des différences très sensibles au point de vue de sa pureté. Cette constatation de souillures intermittentes qui révèle une infection légère du sous-sol, se produit surtout après les périodes de pluies et est entretenue par l'état de porosité des couches superficielles du terrain.

Par mesure de prophylaxie, les soldats de la place consomment habituellement de l'eau bouillie et nulle infection d'origine hydrique n'a jamais été constatée parmi eux.

Le *système d'égoûts* est rudimentaire. Il existe des caniveaux à ciel ouvert qui utilisent la déclivité du terrain pour porter l'un au Nord, l'autre au Sud du village, les eaux usées. Le service du génie effectue deux fois par mois le balayage des fossés extérieurs, réceptacles habituels des immondices, en ouvrant les vannes qui les relient à la mer.

Les *ordures ménagères* sont enlevées tous les matins devant la porte des maisons par les soins de la municipalité.

Les fosses d'aisances sont fixés et primitivement installées.

On ne voit pas de tas de fumier ni de fosses à purin. Il n'existe que trois écuries dans l'agglomération et deux étables au hameau de Bois-Joli. On utilise, comme paille de litière et engrais, le varech ou sart, que le flot jette sur le rivage.

D'ailleurs, les ressources en animaux domestiques sont très réduites. En 1910, la population possédait 1 cheval, 4 ânes, 1 taureau, huit vaches et 2 génisses.

Le cimetière est situé à 800 mètres au nord du village. Aucune industrie insalubre n'adultère l'air, ni le sol.

Hygiène professionnelle et individuelle.

La pêche au large est le privilège réduit de 4 ou 5 marins et encore n'est-elle pratiquée que dans cette partie de l'Océan appelée « le Couraut » (ensemble des pertuis, rades et baies). Aussi la flottille du petit port de l'île d'Aix est-elle très réduite : 5 barques pontées, dont deux appartenant à des pilotes locaux, et quelques canots à voile ou à rame la constituent.

Les préparations du terrain pour la production moyenne

annuelle de 185 hectolitres de céréales et de 890 hectolitres de vin contribuent à occuper le reste de la population.

Toutes les familles possèdent une parcelle de terre, mais les lots en sont généralement très exigus.

Les produits du sol ne peuvent, à eux seuls, faire vivre tout le monde.

Les vignes basses, sans échalas, plantées au fond d'alvéoles peu profondes, donnent un vin blanc de faible degré alcoolique mais à saveur acide prononcée.

Le pain est fourni par un boulanger et par la manutention militaire.

Il n'existe pas de boucherie dans l'île ; la petite quantité de viande consommée est importée du continent. Cette fourniture par quartiers offre l'inconvénient d'être intermittente et d'échapper à tout contrôle. Les volatiles de basse-cour sont, par contre, très nombreux.

La plus grande somme de revenus est tirée de l'Océan.

Du commencement à la fin de l'année, dès que la mer baisse, hommes, femmes et enfants, munis d'un panier en treillis métallique et d'une hachette recourbée, se répandent en caravane sur la grève à la recherche des mollusques ; d'un coup de pointe, ils font sauter de la gaîne calcaire où elles sont incluses, les huîtres portugaises excessivement prolifiques. Une main exercée ne met pas plus de deux heures pour en détacher 2.000 du rocher.

Empilées dans des sacs au fur et à mesure de la

récolte, les huîtres sont triées à terre et expédiées aux parqueurs de Marennes et d'Oléron.

Les petites de la grosseur d'une pièce de 2 francs valent 1 fr. 50 le mille ; les moyennes, dont les dimensions approximatives sont celles d'un écu sont payées jusqu'à 3 francs le mille.

Les plus grosses sont placées dans les « claires », sorte de fossés peu profonds de deux mètres de large environ, creusés au bord de la mer et où l'eau salée pénètre à chaque marée. Au bout de plusieurs mois, on voit se déposer, sur le lit de vase noire et gluante qui constitue le fond, un enduit verdâtre. Les huîtres prennent dans ce milieu leur coloration verdâtre et acquièrent cette saveur exquise qui, dès les temps les plus reculés, ont rendu la côte saintongeaise si célèbre dans les fastes culinaires.

De juin à septembre, la chevrette ou crevette, véritable palémon à scie, qu'il ne faut pas confondre avec le crangon commun appelé vulgairement bouque, est très abondante. On la pêche à l'aide de filets rappelant, par leur forme, les balances dont on se sert pour relever les écrevisses et amorcées à l'aide de débris de poissons. On peut prendre jusqu'à 500 crevettes par jour ; leur valeur marchande atteint sur place 2 francs le cent.

Le homard et la langouste sont très rares ; en revanche les crabes de toute espèce abondent.

Les lavagnons, les palourdes qui vivent cachées dans

le sable, les moules serrées les unes contre les autres en bancs épais aux pieds des balizes, les coquilles St-Jacques, la pétoncle ordinaire, le sourdon que l'on vend à Paris sous le nom de coque, les patelles ou jambes dont la masse brune et coriace adhère comme une ventouse aux rochers, les guignettes ou bigorneaux, les poulpes, les calmars (encornés) et les seiches, les manches de couteau ou solen constituent des mets journaliers très appréciés des indigènes.

L'usage d'une préparation culinaire, la chaudrée, sorte de bouillabaisse de poissons légers et de bon goût, accommodée au vin blanc et relevée par des épices ou des plantes aromatiques, est fort répandu dans la région.

Les pêcheurs de haut fond et ceux qui possèdent un « carrelet » peuvent ramener parmi les poissons à chair blanche le turbot, la sole, la barbue, la plie, la limande, le merlu, le merlan, le barbarin, le rouget, le grondin, le bar ou loubine, le mulet, la vive dont la nageoire dorsale formée d'aiguillons très fins provoque des piqûres douloureuses, et parmi les poissons huileux, l'anguille, le congre, l'éperlan, la raie bouclée, la raie blanche.

Le total des pêcheries constitue une somme assez importante ; d'après les statistiques établies par le syndic des gens de mer, la valeur de leur produit a été respectivement, pour les années 1908 et 1909, de 17.000 et de 23.000 francs.

Considérations générales sur les habitants.

La plupart des familles de l'île d'Aix sont originaires de l'Aunis et des îles de Ré ou d'Oleron. Elles sont très attachées à leur petite patrie et la quittent rarement. « Les habitants de ces terres, écrivait Bridault au XVIIIe siècle, sont vifs, intelligents, très propres dans leurs habillements et dans leurs maisons. Les hommes, certainement robustes, aguerris et bons matelots, sont d'une taille assez avantageuse, ils ont de la force et du courage ; ils aiment le travail et font, sans secours étrangers, la culture des champs. Les femmes partagent aussi les soins de l'agriculture ; elles sont d'une taille médiocre, assez bien faites ; sans être grosses, elles ont quelque embonpoint ; malgré leur teint bruni, elles ont de la couleur et plaisent par leur vivacité. » Leur type est parfois sévère et rappelle les figures classiques des huguenotes au temps des guerres de religion.

Les habitants de l'île n'ont pas de costume local. Les hommes ont délaissé la blouse ; ils portent la veste noire, le chapeau de feutre, le pantalon de couleur. En tenue de travail, ils sont habituellement revêtus du jersey marin, chaussés de sabots et coiffés d'une casquette.

Les femmes, pour aller ramasser les coquillages, enferment leur jupe dans un large pantalon de toile bleue. Elles protègent quelquefois leur tête des ardeurs du soleil par un kiss-not formé d'une feuille de carton en forme de demi-cylindre recouvert d'une étoffe d'indienne. — Kiss-not, dit-on, vient de l'anglais et signifie n'embrassez pas, à cause de la difficulté d'approcher des visages ainsi armés : par corruption, ce mot est devenu, dans certaines parties de la Saintonge et de l'Angoumois, quichenotte et chenotte (Ardouin-Dumazet).

A quel groupement ethnique se rattachent les habitants de l'île d'Aix ?

Cette terre, point d'abordage de tous les conquérants venus des côtes lointaines, refuge naturel de quelques vaincus du continent, n'a pas une population assez élevée pour offrir des caractères nets sous le rapport anthropologique.

D'après Drouineau, les Celtes, les Kymris, les pirates saxons, les Alains (qui ont donné leur nom à l'Aunis), les Aquitains, les Normands et les Anglais ont contribué à peupler ces quelques kilomètres de terrain. L'onomatologie ne reflète point ces diversités d'origine, les noms de famille appartiennent pour la plupart à la langue d'oïl.

La majorité des bruns appartient au type celtique brachicéphale et presque tous les blonds sont des dolicocéphales aux yeux bleus, au profil droit, au nez leptorhinien.

Le voisinage intime, le travail en commun, la culture de la petite propriété contribuent dans ce champ restreint de relations au développement de la sociabilité et de la dignité de la famille. Aussi n'existe-t-il pas d'ivrognes ni de mendiants dans l'île. Jeunes gens et jeunes filles obéissent à une passion, la danse, qui n'en laisse point naître d'autres. Tous les dimanches, de neuf heures du soir à minuit, le bal public constitue une distraction commune. Les militaires de la garnison y prennent une part active et fournissent le phonographe qui règle la mesure des ébats. Les mères de famille assistent à ces réunions où rien n'est contraire aux principes de la politesse et de la morale.

De ces fréquentations résultent des mariages très jeunes, mais point de naissances naturelles.

Etat civil.

La population de la commune de l'île d'Aix était :

En 1850, de	327 habitants.
1860, ...	290
1870, ...	328
1880, ...	244
1890, ...	282
1900, ...	260
1910, ...	295

Le nombre des *naissances* s'est élevé :

De 1850 à 1859 à	86
De 1860 à 1869 à	75
De 1870 à 1879 à	75
De 1880 à 1889 à	57
De 1890 à 1899 à	70
De 1900 à 1910 à	78

Celui des *décès* :

De 1850 à 1859 à.	125
De 1860 à 1869 à.	70
De 1870 à 1879 à.	160
De 1880 à 1889 à.	52
De 1890 à 1899 à.	72
De 1900 à 1910 à.	53

Observations : Il est à remarquer qu'il y a eu, en 1854, 20 et, en 1855, 25 décès occasionnés par le choléra, parmi les prisonniers de guerre.

En 1871, 75 décès, la plupart survenus chez des détenus politiques, relégués dans l'île.

Le nombre des *mariages* s'est élevé :

De 1850 à 1859 à. . .	22
De 1860 à 1869 à. . .	14
De 1870 à 1879 à. . .	29
De 1880 à 1889 à. . .	31
De 1890 à 1899 à. . .	35 (3 divorces).
De 1900 à 1910 à. . .	27 (1 divorce).

Le *chiffre des habitants*, d'après le dernier recensement de 1906, a été :

De 1 mois à 1 an.	12
De 1 an à 20 ans	110
De 20 ans. à 40 ans	93
De 40 ans à 60 ans	45
De 60 ans et plus	35
Total. . . .	295

Quand on étudie le mouvement de la population de

l'île d'Aix, on est frappé de voir sa tendance à la constance et même à l'augmentation.

Alors qu'en France on compte en moyenne 60 habitants par kilomètre carré, et que dans l'île de Ré, réputée très dense, on n'en compte plus depuis 1906 que 171 (Drouineau), ici il y en a plus de 200.

Ce fait est dû, en grande partie, à l'exiguité du terrain, mais aussi à l'absence de limitation volontaire du nombre des naissances, malgré la fréquence des mariages consanguins. Si la population a fléchi de 1890 à 1900, si, pendant cette décade, le nombre des décès a été pour la première fois supérieur de deux unités à celui des naissances, cela tient à ce que les jeunes, en quête d'emploi pour leurs bras, émigrent, vont constituer ailleurs un foyer, puis reviennent mourir au pays.

La population militaire comprend en permanence la première batterie du 4e régiment d'artillerie à pied à l'effectif de 120 hommes. 1 capitaine, deux lieutenants, un officier d'administration du service du génie et un médecin constituent le personnel des officiers. Depuis 1902, le service médical et pharmaceutique est assuré à tour de rôle par les aides-majors du 18e corps d'armée qui se relèvent dans la place tous les quatre mois. Ils reçoivent une indemnité spéciale du conseil général du département pour les soins à donner aux habitants. Le service de santé fournit les médicaments contre remboursement à ces derniers. Des commis et ouvriers d'administration, chargés de la fabrication du pain de troupe, des gardiens de batterie, des douaniers, des matelots, des guetteurs du sémaphore, portent le chiffre total de l'élément militaire à 150 unités.

L'état sanitaire de la garnison est excellent ; en raison de la facilité de l'isolement, les maladies épidémiques sont peu nombreuses. Le registre de casernement donne les indications suivantes : En 1899, 1900, 1901, 1902, 1903, du 10 janvier au 10 mars, il s'est produit une moyenne annuelle de 20 cas de grippe et de cinq cas d'oreillons. L'importation venait du continent.

Pendant le premier trimestre des années 1904, 1905, 1906, 1907, 2 cas de rougeole d'origine inconnue et une atteinte de scarlatine ont été transmises par des permissionnaires.

En 1908, de février à avril l'invasion de 38 cas d'oreillons a coïncidé avec l'arrivée des élèves brigadiers de La Rochelle, des îles de Ré et d'Oleron, venus dans la place pour suivre les cours du peloton spécial d'instruction.

En 1909, 8 cas de rubéole, de mai à juin. En 1910, pas de maladies.

On n'a eu aucun décès à enregistrer parmi les hommes de troupe depuis le début de l'occupation.

Le maire actuel, vieil habitant de la localité, déclare la *population civile* indemne, depuis 40 ans, d'affections contagieuses. La mortalité infantile est très réduite.

Trois cas de fièvre typhoïde, importés de l'île d'Oleron, ont été observés chez des enfants de 8 à 15 ans, en juin 1909. Ils n'ont point provoqué de dissémination et ont parfaitement guéri.

Environs immédiats.

L'île d'Aix est flanquée de deux rades superbes où des escadres entières peuvent mouiller en toute sécurité et à toute heure de marée. L'une, située au nord, est nommée la rade des Basques ; l'autre, placée au sud, sert plus spécialement de mouillage ordinaire aux bâtiments de commerce qui remontent jusqu'à Tonnay-Charente ou Rochefort. 300 navires environ, venus des différents ports étrangers y relâchent tous les ans. Depuis Brest jusqu'à la côte d'Espagne, il n'est pas de point plus facilement accessible : aussi a-t-on proposé la création en cet endroit d'un port d'escale et de refuge.

Entre l'île d'Aix et l'île d'Oleron, à environ 2 milles du rivage, apparaît la masse sombre et imposante du *fort Boyard*.

Pour protéger la passe incomplètement balayée par les pièces d'artillerie de cette époque, Napoléon avait ordonné sa construction en 1801. D'une volonté et d'une ténacité supérieure à celle de Vauban, qui considérait comme plus facile de prendre la lune avec les dents, il parvint à faire couler, après 8 années de travaux, 125.000 mètres cubes de maçonnerie sur un fond de sable résistant.

Par suite des difficultés inouïes rencontrées dans l'édification de la maçonnerie, le fort était encore inachevé au moment de l'affaire des brûlots. En 1827 seulement, on décida de porter son armement à 28 bouches à feu, de donner à son grand axe 50 mètres de longueur dans la direction de la passe, et à son petit axe 25 mètres d'étendue.

La Chambre vota 3 millions pour son achèvement et les travaux n'ayant repris qu'en 1849, le fort fut terminé en 1859, sous le second empire, au moment où une révolution dans l'art militaire accentuait son inutilité.

En 1871, il a servi de lieu de détention à certains chefs célèbres de la Commune, entre autres : Henri Rochefort, Paschal Grousset et Jourde. Longtemps il abritait un marégraphe, aujourd'hui c'est un poste de torpilles sous-marines confié à la surveillance d'un quartier-maître et de 2 matelots de la défense fixe qui ne sont relevés qu'après un mois d'exil absolu.

Sur la rive gauche de la Charente, le rocher d'Enet, relié à Fouras, supporte un fort qui profile à l'horizon sa silhouette tronquée. Sur la rive droite, à une encâblure de l'embouchure du fleuve, on aperçoit l'*île Madame*, terre nue et désolée, d'une superficie de 90 hectares, reliée à Port-des-Barques par une chaussée de sable et de cailloux, longue de trois kilomètres, et accessible seulement à marée basse. Cette presqu'île renferme une redoute en maçonnerie où est casernée, depuis le 1er octobre 1910, une section de répression des disciplinaires, rattachée au 6e régiment d'infanterie.

Par les temps clairs, on aperçoit à l'horizon, au Nord les cheminées d'usine de La Pallice et les fûts blancs des phares de Chauveau et des Baleines. Ce dernier s'élève dans l'île de Ré à 50 mètres au-dessus du niveau de la mer ; à l'Ouest, le phare de Chassiron, construit en 1834, à l'extrémité de l'île d'Oléron et qui signale aux marins l'entrée du pertuis d'Antioche.

Au Sud, vers les rives basses et dénudées de la Seudre, le clocher de l'église de Brouage, port aujourd'hui ensablé, qui fut au XVe siècle le précurseur et le rival de celui de Rochefort, et la citadelle du château d'Oléron, dont les toits émergent au milieu des pins.

Moyens de communications.

L'île d'Aix est desservie chaque jour par un bateau à vapeur qui met une heure et demie pour effectuer le trajet existant entre La Rochelle et l'île d'Oléron. Il est regrettable qu'à l'exclusion des arrêts dus à la complaisance du capitaine, une escale régulière ne soit pas prévue pour le retour ; elle éviterait aux passagers qui veulent gagner le continent l'embarquement obligatoire de l'aller et un stationnement quelquefois inutile à Boyardville. Tous les lundis et samedis, l'île est en rapport avec Rochefort par un remorqueur de rade chargé d'assurer le ravitaillement des postes de la marine. Une autorisation du représentant de l'inscription maritime ou du chef de l'amirauté est nécessaire pour prendre place à bord.

Le service postal est assuré à peu près quotidiennement par Fouras à l'aide d'un petit bateau à voiles. On comprend de quels nombreux facteurs dépend l'arrivée exacte du courrier. Tantôt les vents contraires, tantôt le calme plat, le plus souvent une avarie facile, quelquefois les difficultés de l'accostage, constituent autant de causes susceptibles de retarder la marche de cette embarcation.

Pendant les tempêtes du printemps dernier, la population est restée durant cinq jours privée de nouvelles et de communications avec le continent.

En conformité des idées dues au progrès moderne, il serait à souhaiter qu'un canot à vapeur remplace à brève échéance ce moyen de fortune insuffisant.

La visite rapide de ce « maigre écueil d'Aix », comme le nomme Ardouin-Dumazet, dont on fait le tour en moins de deux heures », laisse notre esprit étonné de ce qu'il ait pu voir tant de choses ; et pourtant, beaucoup de provinces, aux contours bien plus vastes, envieraient l'héritage de gloire de cet îlot. Bien que le continent soit tout près, il semble que le France est fort loin, tant les jours s'écoulent paisibles et éloignés de l'agitation de notre siècle de vie intense.

Comme le dit l'auteur du « Voyage en France », en dépit des canons qui frangent le rivage, l'aspect de ce monde liliputien est heureux et reposant. A contempler ces beaux vignobles, ces minuscules champs de blé, ces rivages qui livrent aux travailleurs de la grève la nourriture de chaque jour, on comprend l'affection des insulaires pour leur mignonne patrie et l'on s'explique qu'ils ne songent guère à la quitter pour un monde plus vaste.

« ...Tout bonheur que la main n'atteint pas n'est qu'un rêve. »

BIBLIOGRAPHIE

ACHARD. — Le rôle du sel en pathologie (L'œuvre méd. chirurg., Masson, éd., Paris).

— Le rôle du sel en thérapeutique (L'œuvre méd. chirurg., Masson, éd., Paris).

BOINET. — Les doctrines médicales (Flammarion, édit.).

BONNEL. — Le dépôt de convalescents de Porquerolles (Le Caducée, 21 mai 1910).

BERGET. — Physique du globe et météorologie (Masson, 1903).

BUTTERSACTS. — Thermothérapie locale par les bains de lumière (Fortschritte der Medizin, Leipzig, 6 oct. 1910).

Bulletin de l'Académie de médecine, séance du 11 octobre 1910.

Bulletins de la Société de médecine militaire (années 1908, 1909, 1910).

COSTE. — L'éducation physique en France.

Comptes rendus du premier congrès d'hygiène alimentaire et d'alimentation rationnelle de l'homme (22-29 octobre 1906).

Comptes rendus du 3e congrès de climatothérapie (Cannes, 2 au 7 avril 1907).

Comptes rendus du 4e congrès de climatothérapie (Biarritz, 1908).

Comptes rendus du congrès international d'hygiène de Berlin (1907).

Comptes rendus des Ier, IIe et IIIe congrès de physiothérapie des médecins de langue française (1907, 1909, 1910).

Comptes rendus du XVIe congrès international de médecine de Budapest (août et septembre 1909).

CONTE. — De l'influence des bains de mer sur le développement et le réveil des otites moyennes (Arch. de M. et de P.-M. Janvier 1906).

COURMONT et LESIEUR. — Atmosphère et climat (Traité d'hygiène de Chantemesse et Mosny) (Baillière, Paris, 1906).

DAUSSAT. — L'éducation physique (Maloine, 1910).

DEBIERRE. — L'hérédité normale et pathologique (1910).

DEMENY. — L'école française, 1909.

DELHERM et LAQUERRIÈRE. — L'Inothérapie électrique (Baillière, éd., Paris).

EISENMENGER (G.). — La physique, son rôle et ses phénomènes dans la vie quotidienne (Paris, Pierre Roger, éditeur).

GARIEL. — Traité de physique biologique (Masson, Paris).

GILBERT et THOINOT. — Nouveau traité de médecine et de thérapeutique (maladies de la nutrition).

GROC. — Du rôle des sociétés d'assistance aux blessés militaires (Montpellier, Imp. gén. du Midi, 1908).

HAYEM. — Leçons de thérapeutique. Les agents physiques et naturels.

HUMBERT. — Les vœux de l'armée (Libr. Univers., Paris, 1910).

LE BON (G.). — L'évolution de la matière (Flammarion, édit.).

— L'évolution des forces (Flammarion, édit.).

LASSAR KOHN. — La chimie dans la vie quotidienne, traduit par H. Sauvalle (Dumoulin et Cie, édit., Paris).

LANDOUZY. — Le concept moderne de la médication creno-climatique (Journal médical de Bruxelles, 18 août 1910).

LANDOUZY, LAMARQUE, LALESQUE, A. GAUTHIER, MOUREAU, CARNOT, etc. — Crenothérapie, climatothérapie et thalassothérapie (Maloine, édit., 1909).

LALESQUE. — La cure marine dans les affections pulmonaires (Journal médical de Bruxelles, 21 juillet 1910).

— La mer et les tuberculeux (chez Masson, Paris, 1904).

Le Caducée. — Années de 1906 à 1910 (journal col. guer. et mar.)

LACHAUD. — Pour la race (1909, Impr. milit. H.-C. Lavauzelle).

LEDUC (Stéphane). — Les bases physiques de la vie et la biogenèse, conférence faite le 7 déc. 1906 (Masson et Cie, édit.).

LAUNAY (de). — L'histoire de la terre (Flammarion, édit.).

LEMOINE (G.-H.). — Elimination des tuberculeux de l'armée (Arch. de M. et de P. M., tome 52, 1908).

MOUTET et GRENIER. — Organisation et fonctionnement du dépôt de convalescents du lazaret de Carthage (Archives de M. et de P. M., mai 1909).

Mémoires du 1er congrès international de thalassothérapie (Boulogne-sur-Mer, 1894).

Mémoires du 2e congrès international de thalassothérapie (Ostende, 1895).

Mémoires et comptes rendus du 3e congrès international de thalassothérapie (Biarritz, 1903, Maloine, édit.).

MARTINET, MONGEOT, DESFOSSES, DUREY, DELHERM, etc. — Les agents physiques usuels (Maloine, édit. 1909).

MOUREU. — Les récents progrès de l'hydrologie (Conférence faite au Palais d'été de l'exposition de Bruxelles, juillet 1910).

MAC-AULIFFE. — La thérapeutique physique d'autrefois (Masson, édit.).

— Notions nouvelles de climatothérapie (O. Doin, 1908).

PEARSE — Aspect physico-psychique du climat (The J. of Trop. méd. and hyg. 15 juillet 1907).

POZZI-ESCOT. — La radio-activité de la matière (Imp. J. Rousset, 1908).

PICARD (E.). — La science moderne et son état actuel (Coll. scient.).

POINCARRÉ (L.). — L'électricité (Flammarion, édit.).

— La physique moderne (Flammarion, édit.).

La Presse Médicale. — (Années 1908, 1909, 1910).

REGNIER (L. R.). — Radiothérapie et photothérapie (Baillière, édit.)

ROCHARD. — De l'influence de la navigation et des pays chauds sur la marche de la phtisie (1856).

RICHET (Ch.). — L'humorisme ancien et l'humorisme moderne (discours prononcé au congrès de physiologie de Vienne, 26 septembre 1910).

ROBIN (A.). — Du climat marin dans le traitement de la tuberculose (Journal médical de Bruxelles, 27 octobre 1910).

ROBIN (A.) et M. BINET. — Des effets du climat marin et des bains de mer sur les phénomènes intimes de la nutrition. (Rapport présenté au 3e congrès international de thalassothérapie, Biarritz, 1903).

RAUSS. — Der Geist der Graefenberger Wasserkùr. Ausübung der Naturheilkunde, etc.

RICKLI (A.). — Die atmosphærische Kur.

SCHEUERER.— Beschreibung der militarkùranstalten und Genesùngsheime vom Standpùnkte der Gesundheitspflege aufgestellt Berlin 1907 (E. S. Mittler und sohn).

SIMONIN. — Les convalescents militaires (Bull. off. de l'U. F. M. R. et T., septembre 1908).

SOLMON. — A propos des pelotons de robusticité (mémoire extrait du livre jubilaire de M. le professeur Teissier, 1910, A. Rey, éditeur, Lyon).

SANDOZ. — Les traitements naturels.

SPOHR. — In Archiv. für physikaliche und diaetetische Therapie, 1905.

THOORIS. — Mémoire présenté à l'académie des sciences. —L'adaptation du jeune soldat (A. M. P. M., septembre 1909).

VENNIN. — L'établissement du Mont des Oiseaux (Archives de M. et de P. M., décembre 1910).

Verhandlungen des IV internationalen Kongresses für Thalassothérapie Abbazia, 28, 30 september 1908 (Berlin S. W. 48. Allgemeine Medizinische Verlagsanstalt g. m. b. h.). 1909.

WICK.— Die militar-Bade und Trinkkùranstalten in Osterreich (Joseph Safar, Wien, 1909).

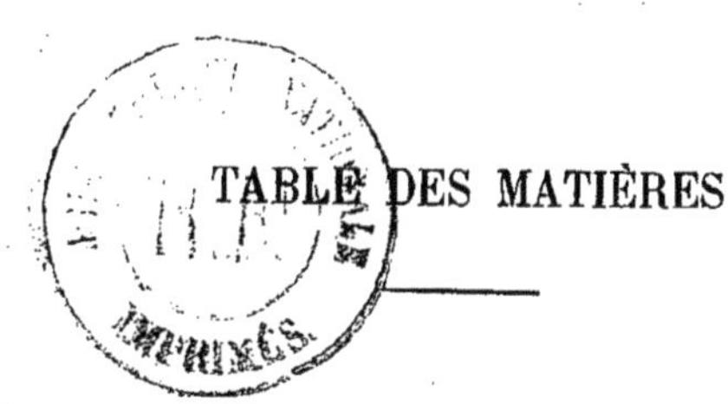

TABLE DES MATIÈRES

La Rochelle, Imprimerie Nouvelle Noël Texier.

www.ingramcontent.com/pod-product-compliance
Ingram Content Group UK Ltd.
Pitfield, Milton Keynes, MK11 3LW, UK
UKHW021044200726
13857UKWH00003B/809

9 782012 927483